LEÇONS

SUR

LES RÉTINITES

OUVRAGES DU MÊME AUTEUR

Recherches sur l'anatomie des fosses nasales, thèse de doctorat. Paris, 1860. In-4º de 60 pages. *Épuisé.*

Des cicatrices vicieuses et des moyens d'y remédier, thèse de concours. Paris, 1863. In-8º de 131 pages.

Leçons sur le strabisme, les paralysies oculaires, le nystagmus, le blépharospasme, etc. Paris, 1873. 1 vol. in-8º.

Leçons sur les kératites, précédées d'une étude sur la circulation, l'innervation et la nutrition de l'œil, et de l'exposé des divers moyens de traitement employés contre les ophthalmies en général. Paris, 1876. 1 vol. in-8º.

Leçons sur les affections de l'appareil lacrymal, comprenant la glande lacrymale et les voies d'excrétion des larmes. Paris, 1877. 1 vol. in-8º.

Leçons sur les maladies inflammatoires des membranes internes de l'œil, comprenant l'iritis, les choroïdites et le glaucome. 1 vol. in-8º avec 11 figures dans le texte. 1878.

Conférences cliniques d'ophthalmologie, sur l'aspect ophthalmoscopique de la macula, le numérotage métrique des verres, l'atrophie blanche de la papille, les troubles papillaires dans les affections cérébro-spinales, la rétinite pigmentaire. 1877.

PARIS. — IMPRIMERIE DE E. MARTINET, RUE MIGNON, 2.

LEÇONS

SUR

LES RÉTINITES

PROFESSÉES

PAR

F. PANAS

Chirurgien de l'hôpital Lariboisière, Professeur agrégé à la Faculté de médecine de Paris
Chargé du cours complémentaire d'ophthalmologie
Membre de l'Académie de médecine, etc.

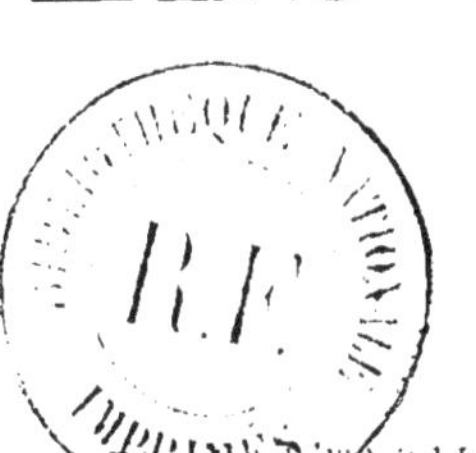

RÉDIGÉES ET PUBLIÉES

PAR A. CHEVALLEREAU

Interne des hôpitaux, Membre de la Société clinique de Paris,
Secrétaire de la rédaction de la *France médicale*.

REVUES PAR LE PROFESSEUR

Avec 12 Figures dans le texte et 2 Planches en chromolithographie

PARIS

V. ADRIEN DELAHAYE ET Cie, LIBRAIRES-ÉDITEURS

PLACE DE L'ÉCOLE-DE-MÉDECINE

1878

LEÇONS

SUR

LES RÉTINITES

PREMIÈRE LEÇON

SOMMAIRE. — Anatomie de la rétine. — Structure de la rétine ou couches qui la composent.

MESSIEURS,

L'an dernier, nous nous sommes occupés des inflammations de l'iris et de la choroïde ; cette année, je me trouve conduit, en suivant mon programme, à vous parler des affections phlegmasiques de la rétine et du nerf optique.

Il y a quelques années à peine, c'était là un chapitre à peu près inconnu, et cela était dû à plusieurs raisons : d'abord on ne connaissait pas exactement l'histologie de la rétine ; en second lieu l'exploration du fond de l'œil par l'examen ophthalmoscopique faisait complétement défaut. Toutes les rétinites étaient englobées dans la classe des amblyopies ou des amauroses.

Pour étudier avec fruit la pathologie de la rétine, il faut d'abord connaître avec précision l'histologie de cette membrane; ce sont là des détails très-importants en même temps qu'assez complexes, auxquels il faut encore ajouter ce qui a trait à la physiologie, à la mensuration du champ visuel et à l'emploi des échelles chromatiques.

La rétine est une membrane nerveuse située dans l'œil entre la choroïde, placée en arrière, et le corps vitré, qui est en avant. C'est une espèce d'écran sphérique dont l'étendue diffère de celle de la coque oculaire. Commençant en arrière à l'entrée du nerf optique dans le globe de l'œil, au niveau de la papille, la rétine se dirige en avant jusqu'auprès des procès ciliaires. Elle cesse au niveau de l'ora serrata, du moins comme membrane nerveuse, car on peut en suivre les éléments fibreux jusque près du cristallin, en passant par les procès ciliaires et la zone de Zinn.

L'*épaisseur* de la rétine n'est que de 18 à 24 centièmes de millimètre, autrement dit, de 180 à 240 μ, μ désignant, comme on sait, un millième de millimètre.

Examinée immédiatement après la mort, la rétine est parfaitement *transparente*. C'est à cette transparence qu'est due la possibilité d'étudier à l'ophthalmoscope, sur le vivant, les lésions de la choroïde. Après la mort, cette transparence disparaît rapidement; la membrane devient tout à fait opalescente, et c'est cette couleur qui avait été admise à tort comme couleur normale de la rétine. Malgré cette transparence, si on éclaire la rétine avec un miroir plan, c'est-à-dire d'une façon peu intense, on voit qu'il existe entre les deux membranes, choroïde et rétine, un léger vernis très-fin qui voile un peu la transparence. On observe encore mieux ce fait avec l'ophthalmoscope binoculaire de Giraud-Teulon.

Lorsqu'on examine la rétine sur le cadavre, on voit que cette membrane, au lieu d'être lisse, présente des plicatures dont une, plus grande et plus constante que les autres, est située entre la papille du nerf optique et la macula. Ce pli horizontal est lui-même surmonté par une sorte de tache jaune au centre de laquelle se trouve une petite fossette. Sœmmering, qui a décrit le premier ces différentes particularités, leur a donné le nom de grand pli, de tache jaune, ou *macula lutea*, et de *fovea centralis*.

Rien, à l'examen ophthalmoscopique, ne nous indique que la rétine soit plissée en ce point, et de même, sur les yeux énucléés sur le vivant, si la rétine est normale, on ne trouve aucun pli.

Par contre la *fovea centralis* est constante. Elle s'observe assez longtemps après la mort, on la trouve dans toute la série animale, et même il existe chez certains oiseaux, d'après H. Müller, deux fovea, l'une qu'il suppose destinée à la vision binoculaire, et l'autre à la vision monoculaire. La structure de la partie de la rétine correspondante à la fovea est toute particulière. Nous verrons de même combien son rôle physiologique est important.

Pour la plupart des anatomistes, la coloration *jaune* de la macula serait normale; pour nous et pour quelques autres, cette coloration doit être envisagée comme une altération cadavérique. Sur le vivant, comme le montre l'ophthalmoscope et l'examen de la rétine à l'état frais, à la place de cette coloration jaune on trouve une teinte brune plus ou moins prononcée.

La macula, qui constitue la partie de la rétine la plus sensible à la lumière, est située au côté externe de la papille, à une distance égale à deux diamètres papillaires environ. Ce point représente exactement le pôle postérieur de l'œil et correspond à l'axe *visuel*, autrement dit à la ligne passant par le point visé et le centre optique de l'œil.

Structure de la rétine.

L'histologie de la rétine n'est bien connue que depuis les beaux travaux de H. Müller (1851 à 1856) complétés par ceux de Max Schultze (1), de W. Krause (2) et de quelques autres anatomistes. Malheureusement, ainsi que nous pourrons le voir, bien des points restent encore à élucider.

Malgré son peu d'épaisseur, la rétine ne présente pas moins de dix couches histologiquement distinctes. Ces couches sont, en allant d'avant en arrière, c'est-à-dire de la face concave vers la face convexe de la membrane :

1° La limitante interne ;

2° La couche des fibres du nerf optique ;

3° La couche des cellules nerveuses ;

4° La couche granulée ou moléculaire interne ;

5° La couche interne des grains ;

6° La couche granulée ou moléculaire externe ;

7° La couche externe des grains ;

8° La limitante externe (Schultze) ;

9° La couche des cônes et des bâtonnets ;

10° La couche pigmentaire épithéliale.

Nous envisagerons d'abord chacune de ces couches isolément, puis nous essayerons d'établir les rapports qui les unissent entre elles, ainsi que la nature des éléments anatomiques qui entrent dans leur constitution.

(1) In *Stricker's Handbuch der Lehre von den Geweben des Menschen*. Leipzig, 1872.

(2) *Journal de l'anatomie et de la physiologie* de Ch. Robin, 1869.

1° *Membrane limitante interne.* — La première couche est représentée par une ligne fort mince, que l'on voit au microscope comme une lame de verre extrêmement fine; elle appartient à la classe des membranes dites anhistes; elle est immédiatement en rapport avec le corps vitré. Lorsqu'on fait agir les réactifs, il est possible de distinguer sur cette membrane une espèce de résille, ce qui l'a fait considérer comme formée par la juxtaposition des extrémités antérieures des fibres de Müller, que nous verrons tout à l'heure. Cette couche ne mesure au microscope que 1μ; elle s'altère facilement; de sorte que, si l'on ne prend pas une rétine tout à fait fraîche, on peut la trouver détruite par places. Cette membrane peut donner lieu à des épaississements dits verruqueux; ce sont des sortes de nodosités qui se développent chez les individus âgés; il ne faudrait pas voir là un état pathologique. Cette couche recouvre toute la face interne de la rétine, ainsi que la papille du nerf optique; de plus, arrivée à l'ora serrata, elle se prolonge en avant pour se confondre avec la membrane hyaloïde, d'où la difficulté que l'on éprouve à isoler complètement la rétine en ce point.

La face externe est en rapport avec la couche des fibres du nerf optique, disposées en travers, mais elle ne présente aucune adhérence avec ces fibres.

2° *Couche des fibres du nerf optique.* — La deuxième couche, ou couche des fibres nerveuses, est beaucoup plus épaisse que la précédente; son épaisseur varie suivant les points de la rétine; près de la papille, elle a 30 à 40 ou 50μ; mais à mesure que l'on se rapproche de l'ora serrata, elle s'amincit pour ne plus présenter que 3 à 4μ. Cette couche se compose de deux ordres d'éléments tout à fait distincts, les *fibres radiées dites de Müller* et les *fibres nerveuses;* les unes ont une direction longitudinale, les autres une direction transversale. H. Müller a découvert le système des fibres longitudinales auxquelles il a laissé son nom; ces fibres sont dirigées de dehors en dedans, comme autant de rayons, d'où le nom de fibres *radiées*. On les appelle encore *fibres de soutien* ou *de soutènement;* elles sont en effet destinées à soutenir les éléments nerveux qui entrent dans cette couche. Ces fibres forment des triangles dont la base, élargie comme une tête de massue, est dirigée du côté de la limitante antérieure, tandis que du côté externe elles se perdent en se subdivisant à l'infini. Quelques auteurs considèrent la limitante antérieure comme formée par ces têtes de massues accolées ensemble; mais contrairement à cette membrane, qui résiste fortement aux réactifs chimiques, les fibres de soutien s'altèrent très-rapidement et deviennent invisibles par places, pour peu que la rétine se décompose après la mort.

Les fibres nerveuses du nerf optique diffèrent des fibres nerveuses ordinaires, ainsi que l'ont démontré Bowman et, plus tard, Max Schultze, en ce qu'elles ne possèdent pas de gaîne de myéline; ces fibres se réduisent ici au cylindre-axe, et c'est pour cela qu'elles sont transparentes. Cependant, par exception, certaines de ces fibres peuvent, même chez l'homme, conserver leur gaîne myélinique : ce sont celles qui sont le plus près de la papille. Il faut connaître cette disposition pour ne pas confondre les taches blanches physiologiques qu'on observe alors au pourtour de la papille, avec des états pathologiques de la rétine. Certains animaux, tels que le lapin et le lièvre, présentent ces taches d'une manière constante. Chez les lapins, en particulier, on voit une véritable croix, une ligne verticale et une ligne transversale. Les individus qui présentent cette disposition n'en éprouvent aucun trouble visuel. De plus, ces plaques opaques sont bordées par une ligne finement dentelée ou rayonnée, caractère que l'on ne retrouve pas dans les exsudats pathologiques. Les plaques exsudatives ont un contour linéaire très-net; de plus, elles sont bordées tantôt par des hémorrhagies, tantôt par un liséré pigmentaire, ce qui achève de les caractériser.

3° *Couche des cellules nerveuses.* — Cette couche est constituée entièrement par une seule rangée de cellules. D'un volume variable, ces cellules offrent en moyenne de 10 à 15μ de diamètre. Au niveau de la macula elles se stratifient, à l'exception toutefois de la fovea centralis, où elles manquent complétement. Elles sont granulées, pourvues d'un beau noyau et d'un nucléole légèrement dentelé. Presque toujours multipolaires, rarement bipolaires, elles offrent des prolongements ramifiés dont les uns, internes, se dirigent vers la couche des fibres du nerf optique, tandis que d'autres, externes, servent à relier ces cellules aux éléments dont il nous reste à parler.

Corti le premier, puis Manz, Schultze, etc., ont parfaitement démontré la continuité des prolongements ramifiés internes avec les cylindres-axes du nerf optique. Vu la petitesse du nombre de ces cellules, relativement à celui des fibres nerveuses, plusieurs de celles-ci doivent se rendre à la même cellule, à moins d'admettre, ce qui n'est qu'une simple supposition peu probable d'ailleurs, que certaines fibres optiques traversent la couche ganglionnaire sans s'y arrêter.

Les prolongements externes des cellules, plus fins et plus ramifiés que les internes, pénètrent dans la couche sous-jacente où nous aurons à les suivre.

Toutes les cellules ganglionnaires sont logées dans des vacuoles bien délimitées. Les parois de ces vacuoles se composent d'une substance amorphe et de fibrilles dont les unes font suite aux fibres radiées ou de Müller, tandis que les autres représentent les anastomoses des prolongements ramifiés des cellules nerveuses avec les cylindres-axes.

4° *Couche granulée interne.* — L'épaisseur de cette couche varie de 30 à 40μ. Son aspect est finement granuleux, et, sous l'influence des liquides durcissants, elle offre une tendance à la segmentation longitudinale, en même temps qu'une stratification concentrique. Cette couche renferme probablement, outre une substance amorphe, les prolongements ramifiés des fibres de soutien ou de Müller et des cellules nerveuses. Toutefois, malgré les nombreuses recherches dont elle a été l'objet de la part de Bowman, Kölliker, Remack, Pacini, G. Wagner et Retzius, cette couche est encore un problème, tant au point de vue de la disposition et de la nature exacte des éléments qui la composent que des connexions de ces éléments et des autres couches de la rétine. D'après Retzius, c'est l'acide osmique qui convient le mieux pour cette étude.

5° *Couche interne des grains.* — Cette couche, qui ne dépasse pas en moyenne 16 à 18μ d'épaisseur, atteint, comme la couche précédente, son maximum d'épaisseur au niveau de la macula; elle peut aller en ce point jusqu'à 60μ.

Cette couche est très-facile à examiner au moyen du carmin et de la purpurine qui la colorent en rouge. Parmi les grains qui la constituent, les uns sont gros, granuleux, et pourvus d'un noyau volumineux qui les remplit presque en totalité. Ce noyau contient un nucléole très-visible bien qu'extrêmement petit. Ces cellules ont l'aspect de cellules bipolaires; les auteurs les considèrent comme des éléments nerveux dont les prolongements internes servent à les relier aux cellules multipolaires de la couche ganglionnaire, tandis que leurs prolongements externes se rendent dans les couches sous-jacentes.

Les grains les plus petits sont considérés par Ch. Robin comme des myélocytes; les Allemands les rattachent au système des fibres de Müller. Ces grains ne seraient donc pas de nature nerveuse.

Une matière amorphe et des fibrilles complètent la couche interne des grains. De ces fibrilles, les unes, très-fines, sont considérées comme des éléments de nature nerveuse, des cylindres-axes; les autres, très-volumineuses et comme rugueuses, sont regardées comme une expansion des fibres de Muller.

6° *Couche granulée externe.* — (*Stratum intergranulosum*). Moins étendue que la couche granulée interne, l'externe offre une épaisseur uniforme de 10μ. Son aspect, sous le champ du microscope, diffère peu de celui de la couche granulée interne. Comme cette dernière, elle semble constituée par une matière amorphe gélatineuse et par des fibrilles de différentes grosseurs. Sous l'influence des liquides durcissants, elle apparaît striée et parfois elle offre également une stratification concentrique. On y trouve en outre de nombreux noyaux que Kölliker et Schultze regardent comme de même nature que les plus petits des grains de la couche nucléaire. Schultze et après lui Rivolta disent y avoir rencontré de belles cellules étoilées, aplaties, pourvues de 2 à 6 prolongements, et que Rivolta considère comme des cellules nerveuses multipolaires. C'est sur des rétines de cheval qui avaient macéré longtemps dans une solution faible d'acide chromique que Rivolta a pu étudier le mieux ces cellules.

La partie la plus interne de cette couche, celle qui se trouve immédiatement en contact avec la couche interne des grains, offre une disposition et un aspect tout particuliers, qui l'ont fait considérer par certains auteurs comme une membrane spéciale. Krause (1), la croyant perforée, lui a donné le nom de membrane fenêtrée. Pour Henle (2), ce serait là un réseau de fines fibrilles conjonctives. Schultze (3) admet également cette disposition en réseau, mais il considère cette membrane comme formée de minces fibres nerveuses, se fondant sur l'aspect variqueux de ces fibres. Il croit avoir saisi une fois la continuité d'un filament axile et d'une fibre radiée. Hannover (4), pour ne rien préjuger de sa nature, désigne la couche dont il s'agit sous le nom de *membrane intermédiaire*. Pour lui, cette membrane serait formée de cellules aplaties, disposées suivant un plan parallèle à celui de la rétine. Cette couche servirait à séparer la partie véritablement nerveuse de la rétine, placée en dedans, de la partie externe qui en serait l'appareil catoptrique.

(1) W. KRAUSE, *Membrana fenestrata*, 1868.

(2) J. HENLE, *Weitere Beitrage zur Anatomie der Retina ; Gottinger Nachrichten*, 1864, nº 15, p. 310. *Handbuch der Eingeweidelehre des Menschen*, 1866, p. 641.

(3) M. SCHULTZE, *De retinæ structura*, 1859, et *Stricker's Handbuch*, 1872, II, p. 990-1005.

(4) A. HANNOVER, *Øiets Nethinde, en histologisk, historisk-kritisk og physiologisk Undersøgelse*, Copenhague, 1875.

Cette question a été reprise dernièrement par Merkel, dont nous donnerons l'opinion à propos de la texture de la rétine (voir p. 20).

7° *Couche externe des grains.* — Cette couche précède immédiatement celle des cônes et des bâtonnets dont elle est séparée par la limitante externe; sa constitution est essentiellement fibrillaire et les fibres qui la composent proviennent en grande partie des cônes et des bâtonnets. C'est sur le trajet de ces fibrilles que l'on trouve un renflement du noyau considéré comme appartenant aux cônes ou aux bâtonnets au contact desquels ils se trouvent.

Dans cette couche viendraient se terminer les fibres dites de Müller; on y trouve en outre de la substance amorphe et, d'après Ch. Robin, des grains myélocytiques indépendants des noyaux précédemment indiqués et appartenant aux fibres des cônes et des bâtonnets.

Les grains des cônes et des bâtonnets sont en réalité des cellules bipolaires pourvues d'un gros noyau et d'un petit nucléole. Ceux qui appartiennent aux cônes y sont tout à fait contigus; ceux qui dépendent des bâtonnets sont reliés à ces derniers par un filament hyalin qui s'altère rapidement après la mort, ainsi que le noyau correspondant.

8° *Couche limitante externe.* — C'est Schultze qui le premier en a établi l'existence. D'un aspect hyalin, cette membrane affecte avec les fibres de Müller les mêmes rapports que la limitante interne. Pourvue d'un grand nombre de trous pour laisser passer les extrémités internes des cônes et des bâtonnets, cette limitante externe a été comparée par Schultze à une planche à bouteilles.

9° *Couche des cônes et des bâtonnets.* — L'épaisseur

moyenne de cette couche est de 40 à 50μ. Deux ordres d'éléments figurés la composent : les cônes (coni) et les bâtonnets (bacilli).

Les *bâtonnets* (Stäbchen des Allemands) sont à peu près cylindriques, longs de 50μ et larges de 2μ. Entre trois ou quatre bâtonnets parallèles et disposés en faisceaux, on rencontre généralement un cône. Leur extrémité externe est coupée nettement, tandis que par leur extrémité interne, qui est effilée, les bâtonnets se continuent avec les filaments qui les relient aux noyaux de la couche externe des grains.

Sur des pièces bien conservées, chaque bâtonnet peut être divisé en deux segments, l'un interne et l'autre externe.

Le *segment interne*, qui s'altère facilement en devenant variqueux, se colore plus fortement en rouge par le carmin et moins promptement en noir par l'acide osmique que le segment externe. Presque tous les auteurs ont décrit une *striation longitudinale* de cette partie des bâtonnets qu'ils considèrent comme formée par plusieurs filaments juxtaposés. Ritter y décrit en outre un filament central, *filament de Ritter*, qui représenterait le prolongement d'un cylindre-axe.

Le *segment externe* des bâtonnets, contrairement au précédent, se colore très-rapidement en noir par l'acide osmique ; brillant à l'état frais, il présente le phénomène de la double réfraction. Sur des rétines déjà altérées ou qui ont macéré dans une solution concentrée d'acide chromique, ce segment se décompose en *lamelles discoïdes* superposées comme une pile de pièces de monnaie.

A un grossissement de 1000 diamètres, surtout sur des pièces qui ont macéré dans l'acide osmique, on observe, à la surface des segments externes des bâtonnets, des stries longitudinales fines dues non à une décomposition fibrillaire, comme pour le segment interne, mais à la présence de cannelures peu profondes, analogues à celles d'une colonne d'ordre corinthien. Ainsi chaque segment discoïde mis à plat représente une roue légèrement dentée; au centre, ce même segment discoïde offre un point d'une teinte différente, qui représenterait, d'après divers auteurs, la section d'un cylindre-axe.

Les *cônes* (Zapfen des Allemands) rappellent tout à fait la forme d'une bouteille. Leur nombre est, nous l'avons vu, inférieur à celui des bâtonnets. On peut y distinguer, comme dans ces derniers, deux segments, l'un interne et l'autre externe.

Le *segment interne* de 15 à 20μ de long sur 6 à 7μ à la base, offre un léger renflement, de même qu'une bouteille un peu ventrue. La base du cône se compose d'une partie finement granulée qui s'altère très-vite. Tout à fait à la base, le cône se rétrécit pour se confondre avec le grain qui lui correspond. Il n'existe de striations fibrillaires que sur le corps. Ritter y décrit comme dans les bâtonnets une fibrille centrale; cette fibrille est surtout visible chez la baleine.

Le *segment externe* des cônes, rétréci et effilé, n'arrive pas jusqu'à la périphérie de la rétine. Très-facilement altérable, il subit plus rapidement que la partie correspondante des bâtonnets la segmentation discoïde; il offre les mêmes cannelures longitudinales, le même point central, doué d'une coloration particulière et représentant le cylindre-axe. Toutefois le peu de volume du segment externe des cônes en rend l'étude détaillée très-difficile.

Les seules particularités importantes qu'offre la couche des cônes et des bâtonnets chez divers animaux, c'est que, à la jonction des segments internes et externes de ces deux éléments caractéristiques de la rétine, on trouve un corps particulier. Chez les oiseaux et les reptiles, mais non chez les mammifères, on trouve entre les deux segments des bâtonnets un corps lenticulaire biconvexe. Dans les cônes, au lieu de ce corps lenticulaire, on trouve une sphère graisseuse transparente et colorée. Ce globule est coloré en jaune pour certains cônes, orangé ou rouge pour d'autres. Chez le lézard on trouve trois couleurs différentes : rouge orangé, jaune verdâtre et bleu pâle.

Chez les amphibies et surtout chez les poissons, on trouve assez souvent des cônes doubles ou cônes jumeaux, confondus dans leur partie interne et séparés dans leur moitié externe; on dirait deux radis unis par leur base.

Les auteurs qui se sont occupés d'établir le rapport du nombre des cônes à celui du nombre des bâtonnets sont loin d'être arrivés au même résultat. Aussi nous rappellerons seulement que, chez l'homme, les cônes se montrent d'autant plus nombreux qu'on se rapproche davantage de la macula; au niveau de cette dernière, ils forment une couche presque continue. On admet généralement qu'il existe un cône pour trois ou quatre bâtonnets.

Nous avons vu que le diamètre des cônes était de 5μ; or, par une coïncidence assez curieuse, les objets cessent d'être aperçus distinctement lorsque leur image sur la rétine est moindre de 5μ; de là on a conclu que nous voyions avec les cônes et les bâtonnets, et que, par conséquent, plus la rétine possédait de cônes et de bâtonnets, et plus ces éléments étaient fins, mieux on distinguait les objets. En effet, du côté de la macula il n'y a que des cônes qui deviennent très-nombreux et très-petits, et c'est avec notre macula que nous voyons les objets les plus fins. On a cherché à établir un rapport entre les diamètres des cônes et l'acuïté visuelle. Les cônes sont de plus en plus nombreux, comme nous l'avons dit, à mesure qu'on se rapproche de la macula, et d'un autre côté, la forme de ces cônes se rapproche de plus en plus de celle des bâtonnets.

10° *Couche pigmentaire épithéliale.* — On rattachait d'abord cette couche à la choroïde, malgré les rapports intimes qui existent entre elle et la couche des cônes et des bâtonnets. Mais l'embryogénie est venue, dans ces derniers temps, confirmer cette idée, émise par Rouget (1), que cette couche épithéliale appartient réellement, au moins en partie, à la rétine.

La surface choroïdienne des cellules pigmentaires, de forme hexagonale, est peu pigmentée, mais pourvue d'un noyau. La surface rétinienne de ces mêmes cellules, très-riche en pigment, forme des gaînes embrassant les cônes et les bâtonnets. Ces prolongements vaginiformes se terminent en une infinité de fines fibrilles, transparentes et incolores pour la plupart, qui ressemblent à une forêt de cils vibratiles. Chez l'homme on ne peut suivre les cils au-delà de l'union du segment externe et du segment interne des cônes et des bâtonnets. Pour peu que la rétine soit altérée, ces prolongements se détruisent et disparaissent.

L'intensité de la pigmentation de ces gaînes, variable sui-

(1) Rouget, *Archives de physiologie* de Brown-Séquard, 1861 et 1862.

vant les sujets, présente son maximum au niveau de la macula.

La connaissance exacte de cette couche pigmentaire et des rapports intimes qu'elle affecte avec les cônes et les bâtonnets explique à merveille la diffusion pathologique du pigment choroïdien dans le tissu de la rétine. Les éléments nerveux disparaissent alors dans les points où le pigment se trouve détruit ainsi que dans ceux où il s'accumule anormalement. Les diverses variétés de choroïdite atrophique et de rétinite pigmentaire en sont des exemples. Déjà l'année dernière, en nous occupant des choroïdites, nous avons insisté sur ces migrations pigmentaires. (Voir nos leçons sur l'iritis, les choroïdites et le glaucome). Cette année, nous aurons à y revenir à propos de la rétinite pigmentaire ou tigrée.

DEUXIÈME LEÇON

SOMMAIRE. — Anatomie de la rétine (suite). — Texture de la rétine. — Sa charpente et ses vaisseaux. — Papille optique. — Macula. — Portion ciliaire de la rétine. — Embryogénie.

Charpente de la rétine. — La disposition des diverses couches de la rétine étant bien connue, il nous reste à jeter un coup d'œil d'ensemble sur les tissus qui composent cette membrane.

Il entre dans la constitution de la rétine deux ordres d'éléments, les uns spéciaux, de nature nerveuse, d'autres communs à tous les tissus, à savoir des éléments conjonctifs et des vaisseaux. Ces derniers éléments en forment pour ainsi dire la charpente.

La charpente conjonctive de la rétine est représentée par les deux limitantes interne et externe, par une quantité innombrable de fibrilles, peut-être aussi par des cellules ou noyaux tels qu'on les rencontre dans les deux couches nucléaires interne et externe. Nous disons peut-être, parce qu'on n'est pas encore parvenu à bien définir la nature exacte des divers noyaux qui entrent dans la constitution de ces deux couches. Sont-ce là en effet des cellules nerveuses ou des cellules conjonctives, ou bien est-ce un mélange des deux variétés? Ce sont autant de questions que nous ne pouvons résoudre quant à présent. Le doute est d'autant plus permis que Krause, ayant sectionné le nerf optique chez des lapins, trouva ensuite une dégénérescence graisseuse des fibres du nerf optique et des cellules ganglionnaires, tandis que toutes les autres parties de la rétine étaient restées normales. Manz, étudiant la rétine sur un fœtus anencéphale, a constaté de même que les fibres nerveuses et les cellules ganglionnaires étaient seules altérées. Poncet, de son côté, a noté que, par suite de certaines lésions du nerf optique et de la rétine, on pouvait voir tous les éléments de cette membrane faire défaut et être remplacés par du tissu connectif, à l'exception des grains qui subsistent dans toute leur intégrité. A l'état normal, le carmin et la purpurine colorent toujours et très-rapidement les deux couches des grains en rouge intense, alors que toutes les autres couches de la rétine sont infiniment moins colorées. La purpurine donne des préparations fort belles, aussi nous la préférons au carmin.

Les mêmes difficultés d'interprétation surgissent au sujet des éléments fibrillaires si nombreux qui entrent dans la constitution de la rétine. Parmi ces éléments, quels sont ceux que l'on doit considérer comme des éléments de nature conjonctive, et quels sont les véritables éléments nerveux qui se prolongent des cellules ganglionnaires aux cônes? On pense, et non sans raison, que ceux qui s'altèrent le plus vite, après la mort ou sous l'influence des réactifs, doivent être plus particulièrement envisagés comme des éléments nerveux, tandis que les éléments conjonctifs sont ceux qui résistent le plus longtemps à la destruction.

Quoi qu'il en soit de cette interprétation, il existe entre les deux membranes limitantes un système de fibres rayonnées (radial fasern) qui forment à la rétine une véritable charpente. Ces fibres, les fibres de Müller, représentent, pour employer la comparaison de Schultze, des arbres avec leurs racines s'étendant depuis la limitante interne, avec laquelle ils se confondent, jusqu'à la limitante externe. En traversant les diverses couches de la rétine, elles se moulent partout sur les éléments figurés de cette membrane. C'est ainsi que,

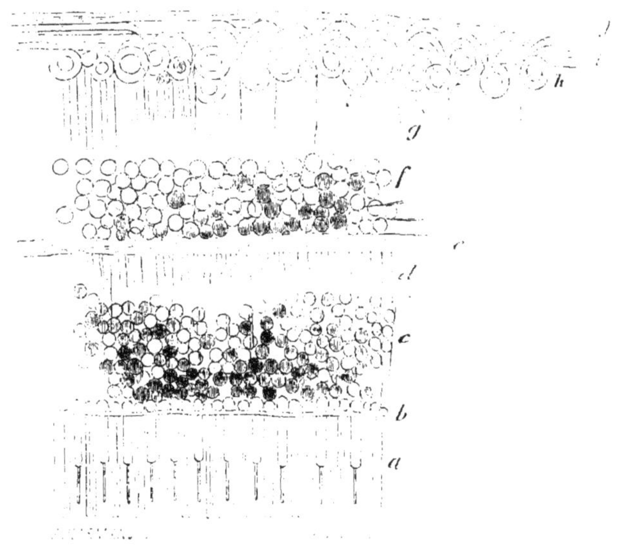

Fig. 1.

dans la couche des fibres nerveuses, les éléments conjonctifs sont stratifiés, qu'ils forment des espaces cavitaires pour loger les cellules ganglionnaires et qu'arrivés aux couches granulaires et intergranulaires, ils se décomposent en une multitude de fibrilles pour soutenir les cylindres-axes et leur servir de guides jusque dans la couche des cônes et des bâtonnets.

Les éléments nerveux de la rétine sont incontestablement

les fibres optiques, réduites aux cylindres-axes ou pour le moins devenues très-fines, et les cellulles ganglionnaires. Les cônes et les bâtonnets, et aussi tout ou partie des deux couches des grains, plus les fibrilles qui relient tous ces éléments entre eux, depuis les cellules ganglionnaires jusqu'aux cônes et aux bâtonnets, appartiennent, d'après la plupart des auteurs, au système nerveux de la rétine.

Disons toutefois que le mode de continuité de tous ces éléments entre eux est loin d'être définitivement établi, à cause de leur finesse excessive et de l'intrication qui résulte de la présence d'éléments conjonctifs non moins déliés.

Pour étudier la texture intime de la rétine, le meilleur procédé, indiqué par Schultze, est de faire durcir la préparation dans une solution d'acide osmique au centième ou au millième ; cette solution jouit de la propriété de dissocier les éléments dans le sens des fibres radiées.

Henle, dans la nouvelle édition de sa Splanchnologie (1875), dit qu'il est parvenu à suivre le filament parti du cône jusqu'à l'une des cellules de la couche externe des grains et même jusqu'à la limite de la couche granulée externe (intergranulaire). Quant au mode d'union des filaments partis des grains externes avec les filaments qui viennent des grains internes, il avoue ne pas le connaître.

Fr. Merkel (1), grâce à un mode particulier de préparation, dit être parvenu à répondre à ce desideratum, ce qui compléterait la connaissance du mode de continuité des éléments de la rétine entre eux, dans toute l'épaisseur de cette membrane. Ce mode de préparation consiste à faire durcir

(1) Fr. Merkel, *Ueber die menschliche Retina*, in *Archiv für Ophthalmologie*, B. 22, Abth. IV, p. 1-25, 1876.

la rétine dans une solution faible d'acide osmique (1/2 pour 100 ou moins encore), puis à laver cette préparation à l'eau et à la placer dans un mélange à parties égales d'alcool absolu, d'eau distillée et de glycérine pure. Un séjour de plusieurs semaines ou de plusieurs mois dans le mélange ne fait que rendre la préparation meilleure, en ce sens que la séparation des éléments rétiniens devient alors plus facile et plus complète. Pour opérer la dissociation des éléments, on prend une petite parcelle de la préparation que l'on place sur le porte-objet du microscope, dans une goutte de glycérine pure, puis à l'aide d'une aiguille on cherche à la fragmenter complétement, tout en procédant avec douceur.

L'étude à laquelle Merkel s'est livré sur la couche intergranulaire lui a démontré, comme Schwalbe et Krause l'ont vu de leur côté, que chaque fibre des cônes est entourée d'une gaîne hyaline qui se prolonge sur la fibre venue d'un grain de la couche interne des grains, en se décomposant en fibrilles qui traversent la couche intergranulaire. Cette gaîne connective est extrêmement tenace et résiste à l'action de tous les réactifs. Dans son intérieur se trouve contenue la fibre du cône, comme un cylindre-axe dans sa gaîne propre. Cette fibre s'altère très-vite en devenant variqueuse après la mort. Habituellement, c'est à l'extrémité de la fibre, vers la couche intergranulaire de la rétine, qu'on rencontre les varicosités les plus volumineuses et les plus constantes. Le mode de terminaison des bâtonnets dans la couche intergranulaire a paru à Merkel moins clair que le mode de terminaison des cônes. Tout ce qu'on peut en dire, c'est que les fibres axéales, tant celles des bâtonnets que celles des grains de la couche interne, en pénétrant dans la couche intergranulaire, semblent se décomposer en un nombre variable de fibrilles qui s'infléchissent horizontalement et semblent se perdre dans la masse fibrillaire commune de cette couche, mais sans qu'on puisse suivre la continuité des unes et des autres.

Vaisseaux de la rétine.

L'*artère centrale* de la rétine se divise en deux branches, l'une supérieure et l'autre inférieure, qui s'infléchissent en dehors pour former une ellipse autour de la tache jaune. Les rameaux et ramuscules que ces branches fournissent se répandent dans tous les sens jusqu'à l'ora serrata. La macula en est dépourvue à son centre. D'après Hyrtl, les oiseaux, les reptiles et les amphibies ne possèdent pas de vaisseaux rétiniens centraux.

Autour de l'entrée des nerfs optiques dans le globe oculaire, il existe une anastomose entre les vaisseaux rétiniens et ceux de la choroïde (Haller, Leber, Galezowski). Nulle part ailleurs ces deux ordres de vaisseaux ne communiquent ensemble.

Des fibres musculaires lisses et une gaîne lymphatique entourent les artères de la rétine. Quelques auteurs admettent dans ces artères des filets nerveux, d'autres les nient. Ainsi tout récemment encore Schwalbe (1) affirmait n'avoir pas rencontré la moindre trace de filets nerveux accolés à l'artère et à la veine centrale, en examinant des coupes transversales du nerf optique. Par contre, W. Krause (2), étudiant

(1) SCHWALBE, *Græfe und Saemisch Handbuch der Augenheilkunde*, 1874, Bd. -5, 347.

(2) W. KRAUSE, *Græfe's Archiv*, Bd. 21, Abth. 1, S. 296, 1875.

des nerfs optiques qu'il avait fait macérer dans une solution d'acide acétique à 3 pour 100 et qu'il avait soumis à des coupes longitudinales, trouva sur le trajet des vaisseaux centraux, en particulier des artères, un fin plexus nerveux dépourvu de ganglions. Deux troncules à double contour, et 10 à 12 filets nerveux pâles, avec névrilème pourvu de noyaux, constituent ce plexus. Le diamètre des filets nerveux ne dépasse pas 20μ derrière la sclérotique, et ils s'amincissent de plus en plus à mesure qu'ils s'avancent vers la papille au niveau de laquelle on les perd.

Leber a confirmé ces résultats (1) en examinant une des préparations de Krause, de sorte qu'il ne doit plus rester aucun doute sur l'existence des nerfs satellites de l'artère centrale de la rétine chez l'homme.

Ces filets nerveux proviennent, ainsi que cela a été constaté par Sappey (2), Henle (3) et Merkel (4), du ganglion ophthalmique et doivent être dès lors sous la dépendance du grand sympathique cervical.

Un point important à considérer, c'est le siége superficiel des artères de la rétine. Les troncs principaux occupent exclusivement la couche des fibres nerveuses et sont situés par conséquent au-dessous de la limitante interne. De ces troncs naissent des rameaux de plus en plus fins qui pénètrent jusque dans la couche des cellules nerveuses ganglionnaires et dans la couche granulée interne. Les capillaires arrivent ainsi jusque dans la couche interne des grains,

(1) *Ibid.* Note.
(2) SAPPEY, *Journal de l'anatomie et de la physiologie*, 1868.
(3) HENLE, *Nervenlehre*, 1873, p. 359.
(4) MERKEL, *Græfe und Saemisch Handbuch d. Augenheilkunde*, 1874, Bd. 1, S. 124.

mais jamais au delà, de sorte que les couches externes de la rétine (la couche intergranulaire, la couche externe des grains et la couche des cônes et des bâtonnets) semblent être complétement dépourvues de vaisseaux.

Les *veines* de la rétine naissent des capillaires; il y en a généralement deux pour chaque branche artérielle : ainsi dans la papille on trouve quatre veines qui se réduisent à deux dans le nerf optique. D'après Leber, de petits rameaux veineux émanent du bord de l'anneau choroïdien, pénètrent dans le nerf optique et s'y anastomosent avec les veines dont nous venons de parler. C'est le seul point où il existe une communication entre les veines de la choroïde et de la rétine : aussi nous voyons des lésions rétiniennes très-graves ne s'accompagner d'aucune congestion apparente à l'extérieur.

Deux points particuliers de la rétine méritent une étude spéciale : ce sont la papille optique et la macula.

Papille.

La papille optique, c'est le point où le nerf optique vient s'épanouir à travers une membrane perforée, lamina cribrosa, qui remplit l'orifice circulaire laissé libre par la sclérotique et la choroïde. Cette lame criblée est constituée essentiellement par la gaîne interne du nerf optique et par quelques filaments provenant des parties voisines de la choroïde. En traversant les trous de la lame criblée, les fibres optiques perdent leur gaîne de myéline. Ce n'est qu'exceptionnellement, chez l'homme, avons-nous dit, qu'on voit un certain nombre de ces fibres conserver dans une partie de leur parcours leur gaîne myélinique. Dans ces cas, on voit à l'ophthalmoscope des plaques ou des bandes opaques, blanches, à bords festonnés ou en flammèches, cachant à l'observateur les vaisseaux rétiniens sous-jacents.

Au centre du disque optique il existe un enfoncement ou cupule d'où émergent habituellement les vaisseaux; nous disons habituellement, car ces vaisseaux peuvent sortir par tout autre point de la papille. L'étendue et la profondeur de cette excavation varient suivant les sujets. C'est ce qu'on appelle l'*excavation physiologique* de la papille. Parfois elle est tellement prononcée qu'on la prendrait pour un état pathologique, et cela d'autant plus que les vaisseaux, en se réfléchissant sur les bords plus ou moins taillés à pic de la cupule, y décrivent des coudes et semblent provenir d'un autre point que le centre de l'excavation. On conçoit l'importance de tous ces détails pour l'étude ophthalmoscopique du fond de l'œil. J'ai vu souvent des élèves s'y tromper et diagnostiquer une atrophie partielle ou un glaucome. Il suffit de savoir que cette excavation existe pour éviter les erreurs de diagnostic.

La papille du nerf optique n'est pas située exactement au centre de l'hémisphère postérieur du globe, mais à 3 millimètres en dedans et à 2 millimètres au-dessous de ce centre. Elle mesure chez l'adulte 1^{mm},5 à 1^{mm},8 de diamètre, et seulement 1^{mm} chez le nouveau-né.

La papille est généralement ronde, mais cette configuration n'existe pas toujours. Elle peut être ellipsoïde sans cesser pour cela d'être normale, et à ce point de vue il faut se défier de certaines erreurs que peut entraîner l'examen ophthalmoscopique. La papille paraît parfois elliptique dans un sens ou dans l'autre, alors qu'en réalité elle est tout à fait ronde. La cornée, en effet, est une surface irrégulièrement sphérique, plus aplatie dans un de ses méridiens ou plus bombée dans un autre, et sous l'influence de cette configuration, il se développe de l'astigmatisme caractérisé par un changement de forme de la papille. Si l'on examine la papille à l'image droite, puis avec une lentille, cette forme ellipsoïde change dans les deux cas; si le sens vertical est d'abord le plus grand, par le second mode d'examen le sens horizontal l'emportera sur le précédent; si au contraire on ne trouve pas de changement par les deux modes d'examen, cela montre que la papille est réellement elliptique. Vous voyez combien il est important, en ophthalmoscopie, de connaître les plus petits détails.

La composition de la papille est fort simple. La rétine n'existe pas réellement à ce niveau; seules les fibres optiques entrent dans sa constitution. Comme ces fibres, réduites à leur cylindre-axe, sont transparentes, on distingue au travers : 1° la couleur *blanc rosé* du nerf optique; 2° au centre la lame criblée, qui donne un reflet particulier *blanc bleuâtre* très-brillant; 3° à la périphérie, l'anneau scléral, qui est d'un *blanc mat* plus accentué que la couleur blanche du reste de la papille. Les *trois cercles concentriques*, diversement colorés, que présente la papille à l'état normal, sont d'une importance capitale en ophthalmoscopie, lorsqu'on veut se rendre un compte exact des divers états pathologiques dont la rétine et le nerf optique peuvent être le siége. En somme, la coloration de la papille est plus claire que celle du reste du fond de l'œil : aussi c'est une des parties les plus faciles à examiner. Cette coloration est variable suivant les individus; chez les bruns, elle tranche davantage sur la coloration rouge brunâtre du fond de l'œil; chez les individus très-blonds, chez les albinos, cette coloration tranche beaucoup moins. La papille, dans ces cas, peut paraître congestionnée; il faut alors comparer les deux papilles, à droite et à gauche, et tenir compte de la coloration de l'individu. C'est en analysant tous ces détails que l'on arrive à voir nettement où l'état normal cesse pour faire place à l'état pathologique. Lorsque la papille est enflammée, les trois zones concentriques dont nous avons parlé disparaissent pour se fondre en une seule, qui est alors plus ou moins intense. C'est donc moins l'intensité de la coloration de la papille que l'uniformité de cette coloration qui est l'indice de la congestion du fond de l'œil. De même dans l'atrophie on ne peut plus distinguer les trois cercles; la papille apparaît au fond de l'œil comme un pain à cacheter uniformément blanc. Ces détails sont d'autant plus importants à connaître que c'est le seul nerf de l'économie qui soit visible de l'extérieur et dont nous puissions saisir les troubles nutritifs et circulatoires.

Macula.

La *macula*, ou *tache jaune* des auteurs, correspond très-exactement au pôle postérieur de l'œil. Elle se présente, après la mort, sous l'aspect d'une tache jaune citron de forme elliptique, dont le grand axe, horizontal, offre deux millimètres de longueur. Au centre, la macula se déprime en fossette (*fovea centralis*, *foramen centrale* des auteurs). Une plicature horizontalement dirigée la supporte. Ce pli, appelé grand pli ou pli central, considéré naguère encore par L. Hirschfeld (1) comme normal, n'est que l'effet de l'imbibition cadavérique de cette partie éminemment délicate et altérable de la rétine. Nous en dirons autant du prétendu trou central qui se forme parfois au niveau de la fovea, à la suite du ramollissement ou d'une déchirure, mais qui n'existe certainement pas à l'état frais. La coloration jaune est elle-même un fait cadavérique, ainsi que nous allons essayer de le démontrer.

Disons d'abord que la macula, en tant que tache de couleur jaune, ne se rencontre guère que chez l'homme, où elle a été décrite pour la première fois par Sœmmering, et chez les quadrumanes ; dans la série animale elle fait défaut ; chez l'homme même elle ne se montre pas avant la deuxième année (Schultze). La fovea ou fossette centrale, qui caractérise surtout cette partie de la rétine, existe au contraire chez tous les vertébrés, à l'exception du Cyclostomus et du Protée anguineus. Chez certains oiseaux, H. Müller a trouvé deux fossettes assez éloignées l'une de l'autre, ainsi que nous l'avons dit déjà.

Depuis que l'énucléation du globe a pris une si large place dans la chirurgie oculaire, soit pour parer aux accidents graves qui résultent de l'éclosion d'une ophthalmie sympathique, soit pour débarrasser le malade de néoplasmes intra-oculaires, il nous a souvent été permis d'examiner directement la région maculaire immédiatement après l'opération et sur des yeux encore vivants, pour ainsi dire. Dans ces conditions, la macula se présente invariablement telle qu'on

(1) L. Hirschfeld, *Névrologie*, 1853, p. 270.

la voit à l'ophthalmoscope sur le vivant, c'est-à-dire comme un point plus sombre que le reste du fond de l'œil, mais sans trace de coloration jaune. Ce n'est que plusieurs heures après la mort que la région de la macula se colore en jaune et que la rétine, primitivement lisse et exactement tendue sur la choroïde, se plisse en différents sens. C'est alors aussi que la fovea gagne en profondeur au point de simuler un trou central, disposition que Sœmmering avait considérée à tort comme normale. Nous savons aujourd'hui qu'il existe normalement en ce point une dépression, mais non un trou véritable.

Nous étions arrivés à ces résultats dès 1873, lorsque en 1875 Schmidt-Rimpler (1) a fait paraître un travail qui nous a confirmé absolument dans ce que nous avions observé de notre côté, à savoir que *la macula sur le vivant n'offre aucune coloration jaune et que cette coloration doit être considérée comme une altération purement cadavérique des éléments anatomiques qui constituent chez l'homme cette partie de la rétine*. Cette matière colorante jaune, insoluble dans l'eau et soluble dans l'alcool et l'éther, paraît être de nature graisseuse.

Ces considérations nous conduisent nécessairement à la structure intime de la macula.

Structure de la macula. — Un premier point à signaler, c'est que la couche des fibres nerveuses est entièrement absente à ce niveau. La couche des cellules ganglionnaires, très-épaisse et composée de plusieurs éléments superposés sur le pourtour de la macula, s'amincit au contraire vers le

(1) SCHMIDT-RIMPLER, *Die Macula lutea anatomisch und ophthalmoscopisch*, in *Græfe's Archiv*, Bd. 21, Abth. 3, § 17 à 28.

fond de la fovea, au point que son existence à ce niveau est niée par certains anatomistes. Cette description s'applique exactement aux couches suivantes jusques et y compris la couche intergranuleuse. Toutes ces couches, très-développées sur les bords de la macula, s'amincissent et disparaissent vers le fond de la dépression centrale (fig. 2).

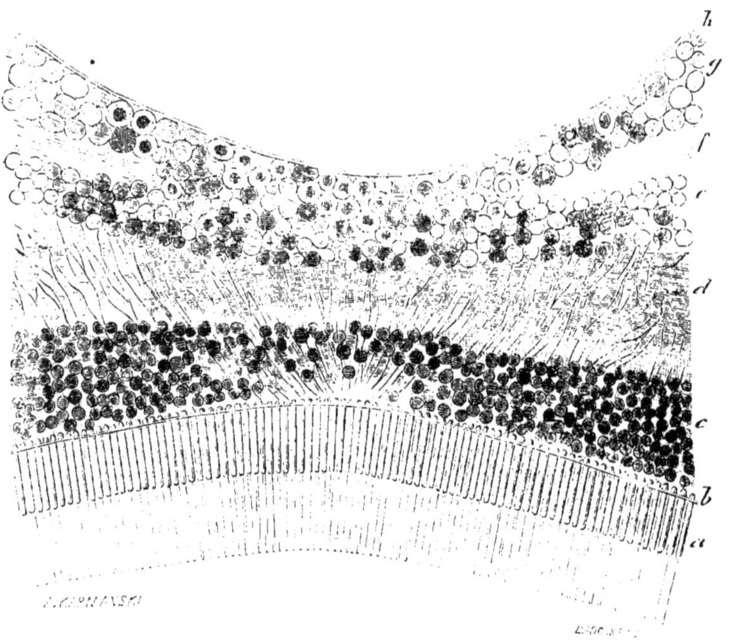

Fig. 2.

La couche externe des grains, d'abord très-épaisse, s'amincit bien au centre de la fovea, mais en y conservant encore une notable épaisseur. En ce point elle affecte la forme d'une lentille biconcave, dont la face antérieure correspond à la limitante interne, et la face postérieure à la saillie arrondie de la couche des cônes.

Les fibrilles parties des grains externes (fibres des cônes) offrent ici un trajet très-long et une direction rayonnante extrêmement oblique; elles arrivent ainsi jusqu'aux bords de la macula où elles s'anastomosent sans doute avec les éléments des couches antérieures de la rétine (grains internes, cellules ganglionnaires et fibres du nerf optique).

La couche placée immédiatement en arrière est constituée exclusivement par des cônes, les bâtonnets y disparaissent complétement. Seulement les cônes se rétrécissent au point qu'ils ressemblent à des bâtonnets, tandis que leur longueur augmente jusqu'à atteindre au centre de la fovea un dixième de millimètre. De même que les fibres précédemment décrites, les cônes forment à partir du centre de la fovea des courbes rayonnées bien décrites par Schultze.

La couche pigmentaire offre ici la même disposition que dans les autres parties de la rétine, à cette différence près que les gaînes pigmentaires qui entourent le segment externe des cônes, segment d'ailleurs très-court, car il n'offre que 1μ ou même moins, ces gaînes pigmentaires sont plus riches en pigment que partout ailleurs. Cette particularité, jointe à la minceur des couches antérieures, explique la coloration foncée de la macula à l'état frais et sur le vivant. Cette coloration est la véritable, tandis que la teinte jaune que l'on y observe après la mort résulte de l'altération cadavérique des cônes, et masque la coloration brune fondamentale, au moins chez l'homme et chez le singe, de la macula. Parfois le pigment est tellement aggloméré au niveau de la macula que cela représente une véritable plaque noire; il ne faudrait pas prendre cette tache pour une apoplexie ou pour une plaque de rétinite pigmentaire.

La limitante interne et les fibres de soutien sont peu développées au niveau de la fovea. Malgré cela, la limitante externe se montre aussi nette que partout ailleurs.

Portion ciliaire de la rétine. — La partie ciliaire de la rétine mérite de nous arrêter un instant. On sait que les éléments nerveux diminuent à mesure qu'on se rapproche de l'ora serrata de la choroïde où ils se terminent par un bord festonné. Mais si la rétine, en tant que membrane nerveuse, cesse en ce point, il n'en est plus de même de la limitante interne qu'on peut suivre jusqu'au pourtour de l'iris, sous la forme d'une mince couche grise de 40 à 50μ d'épaisseur et

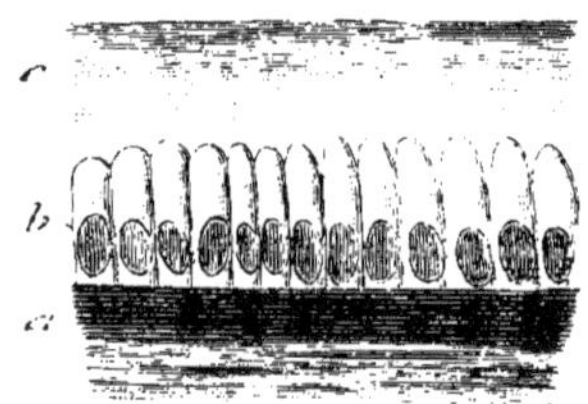

Fig. 3.

qui adhère intimement en dehors à la couche pigmentaire des procès ciliaires et en dedans à la zonule de Zinn. Examinée au microscope, la portion ciliaire de la rétine se trouve formée d'éléments particuliers dont la nature n'a pas encore été nettement établie (fig. 3). Ce sont des cellules rappelant celles de l'épithélium cylindrique, à sommet tronqué dirigé en dedans et à base élargie tournée en dehors; chacune d'elles est pourvue d'un beau noyau presque hyalin, muni d'un nucléole. On ne saurait mieux comparer ces éléments qu'aux grains d'une grenade. Le sommet des cellules placées côte à côte se confond avec la limitante qui constitue, tandis que la base des cellules, dont l'ensemble représente une sorte d'épithélium pavimenteux, correspond aux procès ciliaires. En se rapprochant de l'ora serrata, ces éléments affectent des formes de transition qui, au niveau de la limite antérieure du tissu rétinien, constituent des fibres radiées de soutien. Il est plus que probable, dès lors, que les fibres de charpente, ou fibres de Müller, pourvues elles-mêmes de noyaux, ne sont qu'une transformation des cellules, telles qu'on les rencontre dans la partie ciliaire de la rétine.

De quelle nature sont les cellules et les fibres, leurs dérivées? Doivent-elles être considérées comme des éléments conjonctifs, ainsi que l'avance Sappey, ou bien devons-nous, avec la plupart des micrographes (Kölliker, Schultze, Manfredi), les considérer comme des éléments de nature épithéliale? Ce point n'est pas encore éclairci. Quoi qu'il en soit, tous ces éléments de soutien, aussi bien les cellules que les fibres, offrent une très-grande résistance à la putréfaction et à l'action des réactifs. De même les processus morbides qui ont pour siége la rétine ne les détruisent qu'avec une certaine difficulté, cela se voit, par exemple, dans certaines lésions atrophiques de la rétine et du nerf optique. Nous ajouterons à cela que nous avons eu peu de coupes plus belles que celles prises sur des rétines enflammées et infiltrées provenant d'individus atteints de rétinite albuminurique.

Embryogénie. — Pour terminer l'anatomie de la rétine, nous dirons quelques mots seulement de l'embryogénie de cette membrane, juste ce qu'il faut pour interpréter la nature exacte des éléments qui entrent dans sa constitution.

Au début, il existe un prolongement vésiculaire du cerveau, appelé *vésicule oculaire primitive*. Dans une seconde période, le cristallin et l'humeur vitrée, en se développant, dépriment cette vésicule d'avant en arrière, et lui donnent la forme d'une sorte de capsule qu'on a désignée sous le nom de *vésicule oculaire secondaire*.

Comme l'intérieur de la vésicule oculaire primitive est tapissée par la membrane ventriculaire du cerveau, il en résulte, après l'invagination de cette vésicule, trois feuillets, un antérieur, un moyen et un postérieur, formant la capsule dont nous avons parlé.

Par suite des progrès du développement, le feuillet postérieur donne naissance au pigment choroïdien, jusqu'à la face postérieure de l'iris où s'étend ce feuillet. Le feuillet moyen devient la limitante externe, d'où naissent, par bourgeonnement, les cônes et les bâtonnets. Le feuillet antérieur constitue les autres couches de la rétine.

Deux faits importants résultent de ce qui précède. En premier lieu, c'est que le pigment noir de la choroïde appartient bien réellement à la rétine; en second lieu, c'est que cette dernière membrane s'étend bien au-delà de l'ora serrata, jusqu'aux confins de l'iris (1).

(1) Plusieurs des détails histologiques qui précèdent ont été puisés dans l'excellente monographie de Mathias Duval, intitulée : *Structure et usages de la rétine*. Thèse de concours, Paris, 1872.

TROISIÈME LEÇON

SOMMAIRE. — Physiologie de la rétine. — Impressions lumineuses. — Phosphènes. — Papille optique ou punctum cæcum. — Scotome et typhlome. — Macula. — Arbre vasculaire de Purkinje. — Région périphérique de la rétine. — Perception des couleurs. — Théorie Young-Helmholtz.

La rétine jouit d'une sensibilité spéciale : elle perçoit les *impressions lumineuses*. Toutes les causes d'irritation : les agents mécaniques, l'électricité et surtout la lumière, qui est pour ainsi dire son excitateur normal, provoquent en nous une impression lumineuse.

On réserve le nom de *phosphènes* aux phénomènes lumineux provoqués par les actions mécaniques et par l'électricité.

Toutes les parties de la rétine ne sont pas également sensibles à la lumière : aussi devons-nous les passer successivement en revue.

1° *Papille du nerf optique* ou *punctum cæcum*. — La papille optique, formée uniquement de fibres nerveuses, est absolument insensible à la lumière, d'où le nom de punctum cæcum qui lui a été donné. Ce fait prouve que la lumière impressionne directement, non les fibres optiques, mais les autres éléments de la rétine; ces fibres sont de simples conducteurs de la sensation lumineuse.

Pour prouver l'existence du punctum cæcum, il suffit de

répéter l'expérience bien connue du physicien français Mariotte. Tracez sur une feuille de papier blanc deux points noirs distants l'un de l'autre de 5 centimètres environ et placés sur une même ligne horizontale. Fermez un œil, et, avec l'autre, le droit par exemple, regardez le point situé du côté opposé, celui de gauche dans ce cas. Si alors on s'approche et on s'éloigne successivement de cette figure, on remarque qu'à une distance déterminée le point du côté droit ne vient plus se peindre sur la rétine, et cesse d'être vu, tandis qu'on l'aperçoit de nouveau en se mettant en deçà et au delà. Le moment où l'image du point du côté droit disparaît, c'est celui où elle vient se peindre sur la papille, qui ne perçoit pas les impressions lumineuses.

Helmholtz s'est servi de cette expérience pour mesurer le diamètre exact du punctum cæcum, qu'il trouve égal à $1^{mm},5$ ou $1^{mm},8$, et pour déterminer la distance de celui-ci au point de fixation qui est de $4^{mm}35$.

Donders a prouvé directement l'existence d'un punctum cæcum en faisant tomber sur la papille optique, à l'aide d'un ophthalmoscope à miroir plan, la flamme d'une bougie éloignée ; tant que l'image de la flamme reste sur la papille, l'œil ne perçoit pas la lumière, tandis qu'il est ébloui lorsque la lumière est projetée sur tout autre point de la rétine.

D'après Helmholtz, cette lacune du champ visuel est assez grande pour cacher à l'infini onze lunes placées l'une à la suite de l'autre sur une même ligne horizontale, ou le visage d'un homme placé à 6 ou 7 pieds. On conçoit de quelle importance est la connaissance exacte de ce punctum cæcum physiologique, lorsqu'on se livre à l'étude du champ visuel chez des malades atteints d'une affection de la rétine et du nerf optique; on évitera ainsi de le prendre pour un scotome pathologique.

Il est remarquable que, dans la vision ordinaire, la tache aveugle ne se traduise par aucune lacune appréciable. On a donné de ce fait diverses explications; voici celle qui nous satisfait le mieux. Les fibres nerveuses optiques sont par elles-mêmes insensibles à la lumière, mais à chacune d'elles correspond un élément terminal incitateur, cône ou bâtonnet, et chacune d'elles aboutit à un élément central de perception. Que les éléments terminaux sensibles à la lumière se trouvent placés au centre (papille optique) ou, comme c'est le cas, à côté de ce centre, la totalité des fibres nerveuses n'en sera pas moins impressionnée par la lumière, ce qui nous fera paraître le champ visuel uniformément éclairé, depuis la périphérie jusqu'au centre, c'est-à-dire jusqu'au point correspondant à la papille.

En résumé, au point de vue de la perception de la *lumière diffuse*, il n'y a pas de solution de continuité physiologique dans le champ rétinien; de même il ne saurait y avoir de lacune dans le champ visuel.

Il en est tout autrement dans le cas de lésions pathologiques portant sur l'un des trois éléments qui concourent à la perception de la lumière (élément incitateur rétinien ou terminal, fibre optique conductrice, élément central de perception). Dans ce cas, une partie du champ visuel fera nécessairement défaut, et cette lacune du champ visuel correspondra exactement, comme forme et comme siége, aux éléments lésés dans l'appareil optique. Pour donner une idée exacte de ce qui se passe dans ce cas, supposons qu'on resserre de plus en plus le champ visuel d'un individu en observation, soit en le faisant regarder dans des tubes de différentes grandeurs, soit en cachant l'une des moitiés d'un tube, soit encore en mettant devant l'œil un diaphragme percé de plusieurs trous rapprochés les uns des autres. Dans le premier cas, nous avons une réduction concentrique du champ visuel, dans le second de l'hémiopie, et dans le troisième une nébulosité, c'est-à-dire une sorte de voile clair qui troublera la netteté des objets, mais sans qu'il apparaisse devant l'œil des taches sombres ou noires.

Ce n'est qu'en explorant attentivement le champ visuel d'un malade que l'on arrive à découvrir et à mesurer les parties de la rétine devenues aveugles, à l'aide de procédés particuliers dont nous aurons à parler.

La dénomination de *scotome*, sous laquelle on désigne les points de la rétine devenus insensibles à la lumière, nous semble prêter à la confusion; en effet, ce mot éveille l'idée de points noirs perçus dans le champ visuel éclairé, alors qu'il ne s'agit en réalité que d'une réduction du sens visuel ou simplement d'un ou de plusieurs points de la rétine où les corps extérieurs cessent d'être vus. Ne rien voir, ou voir, dans le champ visuel éclairé, des places sombres, ce sont deux choses tout à fait distinctes. S'il nous était permis de faire un néologisme, nous substituerions au mot de scotome celui de *typhlome*, pour exprimer cette lacune qui résulte de la destruction d'un certain nombre des éléments de la rétine et du nerf optique, réservant celui de *scotome* aux ombres projetées sur la rétine restée sensible par des opacités interposées entre elle et les milieux transparents de l'œil, telles que des opacités du cristallin, des corps flottants dans l'humeur vitrée, etc.

Macula. — Contrairement à la papille, qui est insensible à la lumière, la macula est le point le plus sensible de la rétine, celui qui perçoit le mieux les rayons lumineux venus du dehors. Aussi nous servons-nous exclusivement de ce point pour voir nettement les objets extérieurs. Dans ce but, les muscles de l'œil impriment des mouvements incessants au globe oculaire pour ramener toujours l'image sur cette partie de la rétine.

D'après Helmholtz, la tache jaune répond, dans le champ de la vision, à un degré environ, ce qui correspond à la surface couverte par l'ongle de l'index, lorsque le bras est le plus étendu possible. Dans cette petite partie du champ visuel, la perception est assez nette pour que l'on puisse distinguer deux points éloignés l'un de l'autre de la soixantième partie de l'ongle tenu à la distance indiquée. Des expériences plus précises faites avec un optomètre, et dans lesquelles il s'agit de distinguer des fils plus ou moins espacés ou des traits blancs tracés sur un fond noir, montrent que, pour que deux points lumineux soient vus séparément, il faut qu'ils soient distants l'un de l'autre de 73″. Or deux lignes formant un angle de cette étendue rencontrent la rétine en deux points distants de 5μ. Les cônes effilés de la macula mesurent de leur côté de 4 à 5μ de diamètre. Aussi l'on a pensé, avons-nous dit déjà, qu'il y avait un rapport entre l'acuïté visuelle, c'est-à-dire le plus petit espace perceptible, et le diamètre des derniers éléments rétiniens. Cela n'offre aucun intérêt au point de vue clinique, aussi nous abstiendrons-nous de reproduire les nombreuses objections faites à cette théorie.

Il est plus important de savoir si les couches profondes de

la rétine, et en particulier les cônes et les bâtonnets, sont sensibles à la lumière. La papille, où ces éléments font défaut, est insensible; par contre la macula, qui en est exclusivement formée, constitue la partie la plus sensible de la rétine. Les cônes et les bâtonnets sont donc sensibles à la lumière. Si d'autre part on arrive à démontrer que les éléments opaques des couches rétiniennes antérieures ont une ombre portée, cela prouve que les éléments placés derrière les vaisseaux sont sensibles à la lumière. Or Purkinje a démontré ce fait, en projetant obliquement dans l'œil, au travers de la sclérotique, de la lumière concentrée au moyen d'une loupe. L'œil en expérience perçoit alors des ombres arborescentes entoptiques, dont la disposition rappelle l'arbre vasculaire de la rétine. On a donné à cette figure le nom d'*arbre vasculaire de Purkinje.*

Région équatoriale et périphérique de la rétine. — A mesure qu'on s'éloigne de la macula pour se rapprocher de l'ora serrata, la sensibilité de la rétine décroît rapidement et devient tout à fait obtuse à la périphérie du champ visuel. Pour que deux objets restent distincts l'un de l'autre, il faut alors qu'ils soient 150 fois plus écartés que lorsqu'ils se peignent sur la tache jaune. L'acuïté visuelle est donc 150 fois plus faible à la périphérie de la rétine qu'au niveau de son centre. D'après Aubert et Förster (1), la sensibilité rétinienne décroît bien plus rapidement dans le sens vertical que dans le sens horizontal, de sorte que les zones décroissantes représentent des ellipses plutôt que des cercles concentriques. La netteté de la vision périphérique offre cependant une très-grande importance, car si la macula

(1) AUBERT und FÖRSTER, *Arch. für Augenheilkunde*, t. III. Abth. 2. p. 1.

nous permet de distinguer les objets les plus fins, c'est grâce à la vision périphérique que nous pouvons nous guider dans l'espace et éviter les obstacles qui nous entourent. La pathologie de la rétine nous donnera la démonstration de cette vérité.

Perception des couleurs. — On admettait naguère dans le spectre trois couleurs fondamentales : le rouge, le jaune et le bleu, dont le mélange produisait des couleurs intermédiaires : l'orangé, le vert et l'indigo violet ; mais on s'est aperçu récemment qu'il n'en était pas ainsi, en faisant arriver sur la rétine les couleurs du spectre. Ainsi, tandis que les peintres obtiennent du vert par le mélange du jaune et du bleu, l'arrivée simultanée au fond de l'œil des rayons jaune et bleu du spectre solaire donne de la lumière blanche.

En se fondant sur certains faits de dyschromatopsie pour le vert chez des malades qui ne pouvaient davantage distinguer le bleu (cette couleur leur apparaissait comme du lilas rosâtre), on a été conduit à ranger parmi les couleurs fondamentales du spectre le vert à la place du bleu ; le bleu serait alors produit par l'impression simultanée du jaune et du violet sur les organes terminaux de la rétine.

En résumé, d'après les idées nouvelles, les trois couleurs fondamentales seraient le rouge, le vert et le violet, au lieu du jaune et du bleu. Disons toutefois que si l'accord existe entre les différents expérimentateurs au sujet du rouge et à peu près au sujet du vert, il n'en est plus de même pour le violet.

Quant à la sensibilité aux couleurs des différentes régions de la rétine, malgré les nombreux travaux qui ont paru sur cette matière, la question est encore loin d'être complètement résolue; aussi nous nous contenterons d'énoncer les faits principaux, ceux qui paraissent le mieux établis jusqu'à présent.

Au niveau de la macula, toutes les couleurs du spectre sont perçues avec la même netteté, depuis le rouge intense jusqu'à l'extrême violet; mais à mesure qu'on se rapproche de la périphérie, la sensibilité pour les différentes couleurs décroît, et cela d'une façon inégale. Le rouge est la première couleur qui cesse d'impressionner la rétine; ainsi, vers la limite du champ visuel, les fleurs rouges de géranium paraissent vertes comme les feuilles de cette plante (Helmholtz). Après le rouge vient le jaune, puis le vert, puis le bleu, qui est la dernière couleur perçue vers les limites de la rétine. Un fait digne de remarque, c'est que dans la perversion du sens des couleurs, dans la *dyschromatopsie*, le rouge disparaît le premier, il y a cécité pour le rouge, *anérythropsie*. De même, la perte du sens des couleurs, consécutive aux maladies du nerf optique ou de la rétine, commence par le rouge, le jaune et le vert, et c'est tout à fait à la fin que disparaît la couleur bleue. Dans ce cas, la cécité pour les couleurs est complète et l'on a affaire à l'*achromatopsie*.

On a émis bien des hypothèses dans le but d'expliquer la sensibilité de la rétine aux trois couleurs dites fondamentales du spectre. Celle qui compte le plus de partisans est celle de Thomas Young, reprise et développée par Helmholtz, d'où le nom de théorie Young-Helmholtz sous lequel elle est actuellement connue. D'après cette théorie, chaque élément excitable de la rétine et du nerf optique est composé de trois fibres élémentaires, différemment excitables par chacune des trois couleurs élémentaires. L'une répond vivement à l'excitation du rouge et peu à l'excitation des autres couleurs ; la seconde répond très-vivement à l'excitation du jaune ou du vert et peu à celle du rouge et du bleu ; enfin la troisième entre en jeu sous l'influence des rayons bleus ou violets et très-faiblement sous l'influence des rayons jaunes ou rouges. Le mélange des trois excitations principales dans des proportions différentes fait naître la sensation de toutes les autres couleurs du spectre.

A l'appui de la théorie de Young on a invoqué ce fait qu'à moins d'un artifice notre œil ne perçoit jamais une couleur dans toute sa pureté, c'est-à-dire sans le mélange d'aucun autre des éléments colorés du spectre. Pour qu'une couleur fondamentale apparaisse tout à fait pure, c'est-à-dire *saturée*, il faut d'abord émousser la sensibilité de la rétine pour les deux autres couleurs élémentaires. Ainsi, l'on arrive à voir le rouge éclatant, le plus saturé que l'on connaisse, en fatiguant d'abord la rétine par une longue contemplation des rayons verts et bleus du spectre. Cette théorie rend aussi bien compte de la dyschromatopsie ou daltonisme congénital, si l'on admet que les éléments ou les fibres sensibles à telle ou telle couleur font défaut. Avouons toutefois que lorsqu'il s'agit de cécité acquise pour les couleurs, l'explication est moins facile à donner. La même objection se présente à l'esprit pour l'achromatopsie sans diminution de l'acuïté visuelle. Un malade atteint de ce genre d'imperfection de la vue distingue parfaitement les objets, mais il voit tout en gris, comme dans une épreuve photographique. Or comment concevoir que les trois éléments constitutifs de Young manquent à la fois, alors que la sensibilité de ces mêmes éléments pour la lumière blanche reste intacte, la lumière blanche n'étant que la résultante du mélange des couleurs fondamentales? Nous ne faisons que poser cette question sans nous y engager davantage.

Une autre manière d'envisager les choses, ce serait de considérer les trois couleurs fondamentales comme trois modes de vibrations ou d'ondes lumineuses analogues aux ondes sonores de l'air, et dont la longueur décroîtrait tandis que leur nombre augmenterait en proportion depuis le rouge jusqu'au violet. Dans ce cas, le rouge correspondrait à la note la plus basse, tandis que, dans cette gamme optique, le bleu violet serait la note la plus élevée. Il existe toutefois une différence importante entre le sens de l'ouïe et le sens de la vue : l'oreille peut percevoir isolément plusieurs systèmes d'ondes sonores, plusieurs sons; la rétine au contraire est impuissante à discerner sans un artifice, sans les prismes, les composantes d'une lumière. Ne pourrait-on, contrairement à l'oreille pourvue de ses fibres de Corti, considérer la rétine comme formée d'éléments simples, mais inégalement excitables, c'est-à-dire offrant une sensibilité décroissante aux diverses couleurs, depuis le centre jusqu'à la périphérie? En partant de cette hypothèse et sans faire intervenir les trois sortes de fibres admises par Young et Helmholtz, on concevrait que le rouge, qui est la note la plus basse dans la gamme des couleurs, ne fût perçu qu'au centre, là où la rétine possède sa sensibilité la plus exquise, tandis que le bleu violet par exemple, qui correspond aux sons élevés, serait perçu partout, au centre et à la périphérie.

Avec cette hypothèse, on conçoit très-bien que dans le daltonisme la couleur rouge se perde la première, puis le vert et finalement le bleu violet. C'est encore cette dernière couleur qui persiste le plus longtemps dans l'achromatopsie par lésion du nerf optique (atrophie progressive).

Nous n'insisterons pas sur les différences à établir entre les cônes et les bâtonnets, encore moins sur le rôle que Galezowski attribue aux cônes pour décomposer la lumière blanche comme le ferait un prisme ou un cône de verre. En effet il n'est nullement démontré que les cônes et les bâtonnets soient les derniers éléments sensibles de la rétine. Des recherches histologiques de Kœlliker et de Rouget il semble résulter au contraire que les cellules cylindriques épithéliales de la partie ciliaire de la rétine font directement suite à la couche des cônes et des bâtonnets. Dès lors ces derniers et le pigment qui les accompagne pourraient être considérés non comme des éléments nerveux, mais comme des dérivés du tissu épithélial qui, incapables de recevoir par eux-mêmes les impressions, n'en constituent pas moins des appareils de réception des ondulations lumineuses analogues aux éléments épithéliaux que l'on observe aux extrémités terminales des nerfs de l'olfaction.

D'après Rouget, la lumière, d'abord réfléchie par la couche pigmentaire de la rétine, pénétrerait dans les cônes et les bâtonnets d'arrière en avant, conformément à ce qui s'observe dans les yeux des invertébrés, dont les éléments oculaires, analogues aux bâtonnets, ont leur surface terminale dirigée vers l'extérieur et reçoivent par suite l'impression par leurs extrémités libres, comme cela se fait pour tous les organes terminaux des nerfs. (V. Thèse de Duval, 1872, p. 98.)

En second lieu, on peut faire à la théorie soutenue par Galezowski une objection capitale, c'est que la macula, c'est-à-dire la partie de la rétine la plus sensible aux diverses couleurs du spectre, est formée d'éléments allongés dont la forme se rapproche bien plus de celle des bâtonnets que de celle des cônes.

Quoi qu'il en soit de ces théories, l'étude de la perception des couleurs constitue un chapitre important de la physiologie de la rétine et du nerf optique, à ce titre elle méritait que nous y insistions ici.

QUATRIÈME LEÇON

SOMMAIRE. — Physiologie de la rétine (suite). — Champ visuel. — Propriétés photochimiques et coloration vraie de la rétine vivante. — Examen ophthalmoscopique de la rétine.

On appelle *champ visuel* l'espace dont les différents points viennent se peindre sur la rétine lorsque l'axe visuel reste constamment dirigé vers un même point de mire. Tous les points de la rétine sur lesquels se forment des images, en dehors du point central, correspondent à autant d'axes secondaires du système dioptrique de l'œil ; aussi l'objet lumineux forme sur la rétine une image plus ou moins grande selon sa distance.

L'étendue du champ visuel n'est pas la même dans tous les sens, à cause des saillies naturelles qui en cachent certaines parties : le nez en dedans, l'arcade sourcilière en haut, la pommette en bas. Du côté externe ou temporal, vu le faible développement relatif de la paroi externe de l'orbite, la limite extrême du champ visuel est à 85°, c'est-à-dire que l'axe secondaire passant par ce point extrême forme avec l'axe visuel un angle de 85°. En bas la limite est à 65° ; en dedans cette limite est plus rapprochée encore, elle est à 50 ou 60° ; en haut elle est encore plus réduite, elle est à 45° environ. La vision périphérique offre donc sa plus grande étendue dans le sens d'une ligne oblique allant de la tête du sourcil à la pommette.

Le tracé ainsi obtenu représente, en sens inverse, la ligne de séparation des parties sensibles et insensibles de la rétine. D'après ce que nous venons de voir, l'étendue totale du

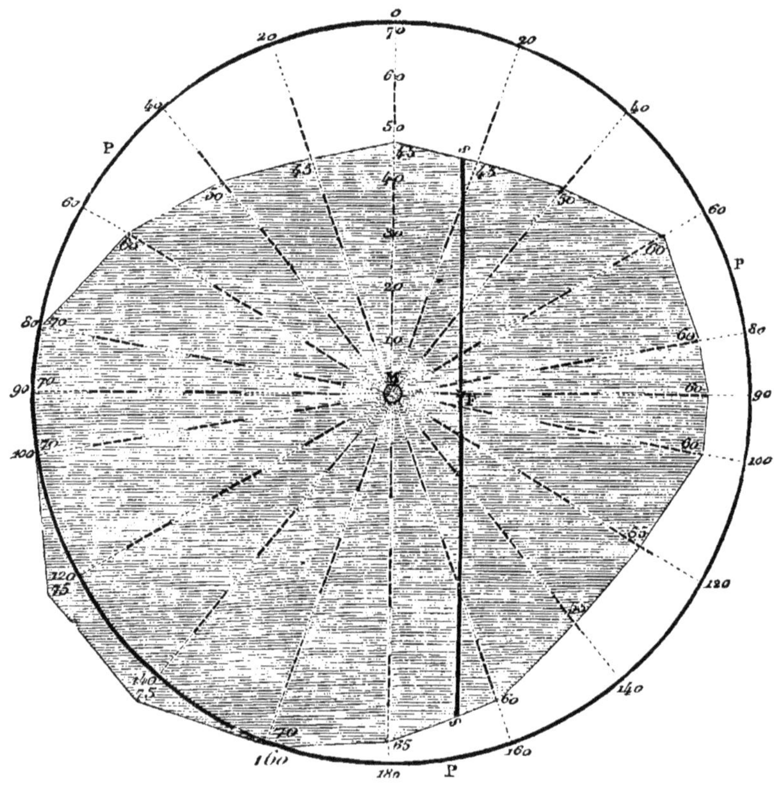

Fig. 4.

champ visuel mesure 130° dans le sens horizontal et seulement 110° dans le sens vertical. Ces chiffres ne sont qu'approximatifs ; ils varient avec les individus et avec le degré d'exercice de la vision périphérique. Il ne faut pas oublier qu'en dehors du point de fixation se trouve la tache aveugle de Mariotte, dont l'étendue mesure, à la distance d'un pied, de 2 à 3 centimètres carrés.

On examine chaque œil isolément en fermant son congénère à l'aide d'un bandeau, et l'on obtient ainsi le champ

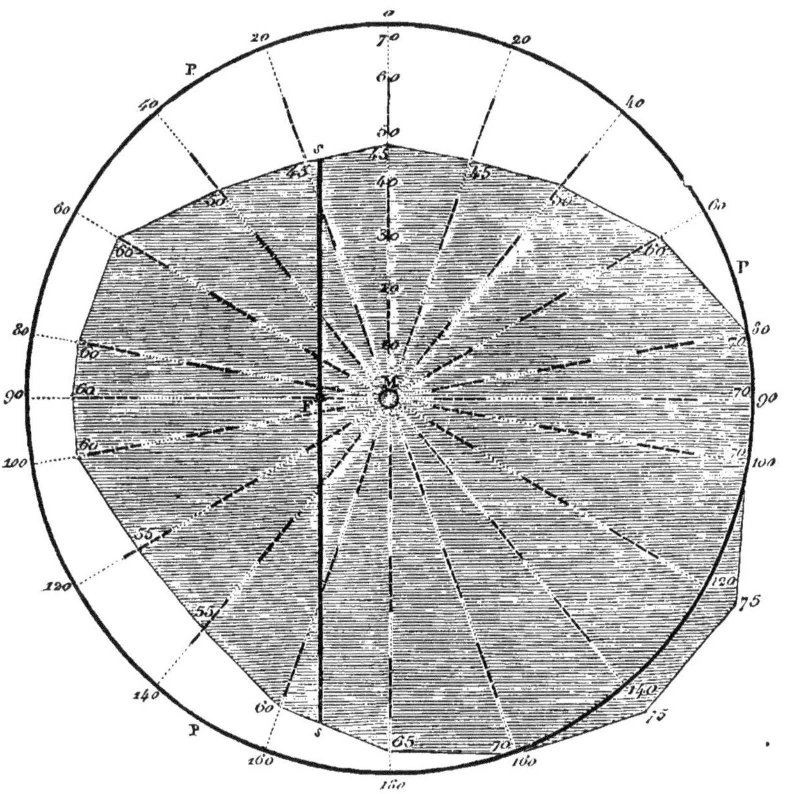

Fig. 4.

visuel monoculaire. Mais chez l'homme la vision binoculaire peut se faire par la convergence des yeux vers la ligne médiane ; on peut donc, en faisant fixer avec les deux yeux le même point de mire, obtenir le champ binoculaire qui se trouve formé de la superposition partielle des deux champs monoculaires.

Pour déterminer le champ visuel d'un œil, on a proposé divers moyens. Le plus simple consiste à placer le malade à une distance déterminée, 15 ou 20 centimètres, d'un mur sur lequel on applique une feuille de papier blanc. Sur cette feuille est marqué au centre un point sur lequel le

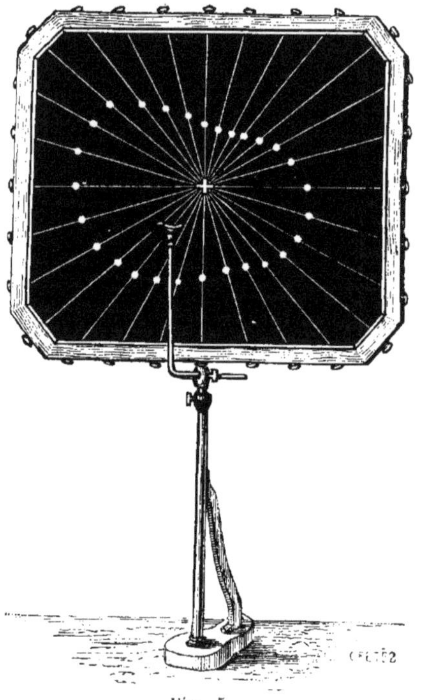

Fig. 5.

malade tient son regard fixé. On fait mouvoir en différentes directions, en partant de ce centre, un morceau de craie ou la pointe d'un crayon, et l'on marque sur la feuille le point où l'objet cesse d'être aperçu. L'ensemble des points ainsi obtenus représente le champ visuel de l'œil en expérience. En prenant des objets diversement colorés, on aura la forme et l'étendue du champ visuel pour chaque couleur. C'est sur ce principe que sont fondés le campimètre de Wecker et celui dont se servent Donders et Snellen, et que vous pouvez voir fonctionner journellement à l'hôpital Lariboisière.

Ces appareils n'auraient pas une précision suffisante, si l'on voulait constater la sensibilité des parties périphériques

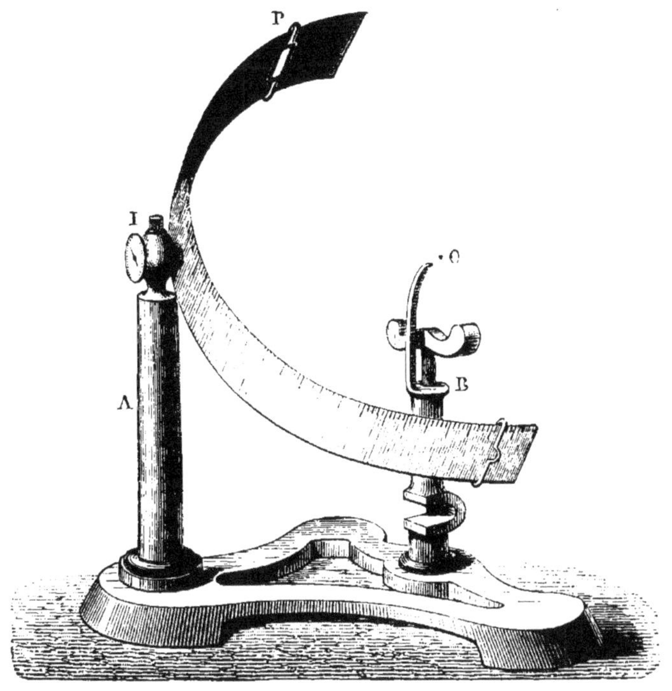

Fig. 6.

de la rétine, l'objet se trouvant beaucoup plus éloigné de l'œil lorsqu'il est à l'extrémité du tableau que lorsqu'il est placé près du point central. Aussi Aubert et Förster ont construit un *périmètre* tel que l'objet lumineux se promène non sur un plan, mais sur une sphère au centre de laquelle le globe de l'œil est placé.

Badal, de son côté, a fait construire un périmètre basé sur

une disposition indiquée par Robert Houdin. L'œil et le point à fixer sont placés chacun à une extrémité d'un tube sur lequel est pratiquée une fente longitudinale, au niveau de laquelle se trouve fixé un arc de cercle gradué; le tube peut tourner sur son axe. On supprime ainsi artificiellement tout

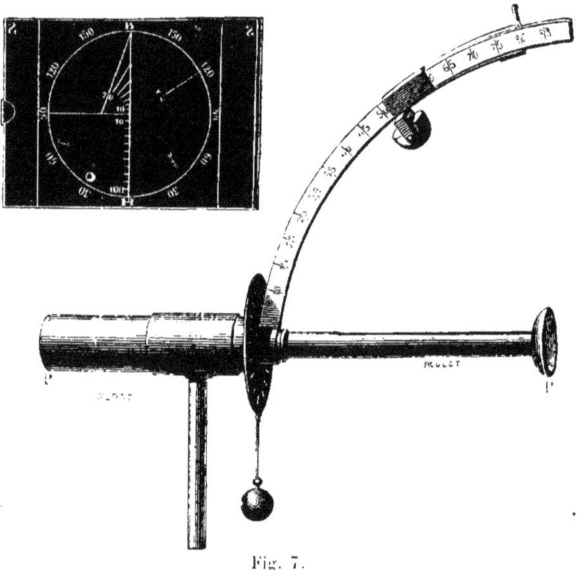

Fig. 7.

le champ visuel de l'œil à observer, sauf dans la partie correspondant à cette fente, devant laquelle on porte, en différents points de l'arc de cercle, l'objet visé qui peut être un morceau de craie ou, mieux encore, un cube ou une sphère d'ivoire blanc d'un centimètre de diamètre ou de côté.

Propriétés photochimiques et coloration vraie de la rétine vivante.

C'est là un chapitre tout nouveau à ajouter à l'histoire anatomique et physiologique de la rétine. Si les faits récemment découverts sont exacts, et nous les croyons tels, du moins en partie, ils sont certainement destinés à modifier bien des idées qui avaient cours jusqu'ici sur la physiologie de la rétine. A ce titre, nous croyons devoir les mentionner ici.

Nous avons déjà insisté sur la non-existence de la coloration *jaune* de la macula, coloration admise cependant par tous les anatomistes et tous les micrographes, et qui, pour nous comme pour Rimpler, n'est qu'un produit de décomposition cadavérique de cette partie de la rétine, survenant sans doute peu de temps après la mort. Jusqu'ici on admettait également sans conteste que le reste de la rétine, chez l'homme aussi bien que chez les animaux, offrait une couleur grisâtre opaline; mais voici qu'une découverte toute récente de Boll, déjà suivie de nombreuses recherches et d'expériences faites par Kühne, a montré que l'on s'était complétement trompé en concluant de ce que l'on voit sur le cadavre à ce qui existe en réalité sur le vivant. D'après P. Boll (1), la rétine vivante offre chez tous les vertébrés, peut-être aussi chez tous les invertébrés, une coloration *pourpre* très-fugace. Dix à vingt secondes d'exposition à la lumière du jour suffisent pour faire disparaître cette coloration. La rétine acquiert alors un éclat satiné; elle reste transparente pendant une minute au plus, puis un quart d'heure plus tard elle se trouble et devient opalescente. La coloration pourpre persiste le plus longtemps chez les animaux à sang froid, entre autres chez les céphalopodes, où elle a été signalée pour la première fois par Krohn, dès 1842. Le siége de cette coloration spéciale de

(1) Boll, Zur Anat. und Physiol. der Retina. *Monatsblätt des König. Acad. d. Wissensch.*, zu Berlin, 12 nov. 1876.

la rétine paraît être la couche constituée par les articles externes des bâtonnets, formés, comme on sait, de fines lamelles superposées sous la forme d'une pile. L'examen spectroscopique de la couleur pourpre prouve qu'elle est différente de l'hémoglobine. D'après Boll, le reflet rouge du fond de l'œil, tel qu'on le voit à l'ophthalmoscope, est dû à la coloration spéciale de la rétine et non au lacis vasculaire de la choroïde, ainsi qu'on l'avait admis jusqu'ici. Cette proposition prise dans son sens le plus absolu nous paraît sujette à caution. Constamment détruite pendant la vie par la lumière qui pénètre dans l'œil, cette coloration pourpre reparaît dans l'obscurité.

Kühne (1) a pu confirmer les points principaux de la découverte de Boll en même temps qu'il y ajoutait des faits nouveaux. Contrairement à ce qui avait été avancé par ce dernier, il a trouvé que la couleur pourpre de la rétine persistait également après la mort, pourvu que la rétine ne fût pas exposée à la lumière du jour. A la clarté du gaz, la décoloration s'effectue si lentement qu'on peut tout à son aise faire des préparations de la rétine sans en altérer la teinte. Bien plus, à la lueur monochromatique du sodium, la coloration pourpre subsiste encore au bout de 24 à 28 heures, alors que la putréfaction est déjà commencée. Dans une chambre obscure uniquement éclairée par les rayons jaunes provenant de la combustion du sodium, Kühne a pu dessécher la rétine, exposée sur une plaque de verre, sans en altérer la couleur pourpre. Cette couleur n'est pas détruite par une forte solution d'ammoniaque, de sel marin ou de glycérine,

(1) KUHNE, in *London Med. Rec.*, 1877. On photo-chemical processus in the Retina. Trad. fr. in *Annales d'oculistique*, t. LXXVII, p. 78, année 1877.

même après vingt-quatre heures de macération dans ces liquides. Par contre, à une température de 100° C., l'acide acétique glacial ou une forte solution de soude caustique font disparaître rapidement la coloration pourpre. Des divers rayons du spectre ce sont les plus réfrangibles, le vert, le bleu et surtout le violet, qui ont l'action la plus intense, tandis que les rayons rouges et jaunes n'auraient presque pas d'action.

Contrairement à Boll, Kühne démontre que la lumière blanche ou diffuse ne suffit pas pour faire disparaître la couleur pourpre de la rétine vivante, comme cela s'observe après la mort. Pendant la vie, ce n'est que par l'action directe et prolongée des rayons solaires que la teinte pourpre de la rétine disparaît. Nous dirons, à l'appui de cette assertion de Kühne, que si la coloration rouge du fond de l'œil est réellement due, comme le veut Boll, à la teinte pourpre de la rétine, l'examen ophthalmoscopique, en nous montrant constamment ce fond rouge, prouve par cela même que la lumière diffuse ne suffit pas pour détruire cette teinte pourpre. Mais la chose en elle-même est, nous l'avons dit déjà, contestable.

Si, sur un œil récemment enlevé à une grenouille ou à un lapin blanc, on pratique, en se servant de l'éclairage au sodium, une section équatoriale, de manière à découvrir la rétine, on constate ce qui suit : un lambeau de cette rétine exposé au jour se décolore vite alors que la portion de la rétine restée adhérente à la choroïde conserve sa couleur primitive. Le lambeau de rétine décoloré étant réappliqué sur la choroïde dont il avait été séparé, reprend sa coloration première : ce fait semble prouver que cette restauration est due à l'action de l'épithélium rétinien hexagonal qui reste adhérent à la choroïde.

On peut dès lors admettre que la rétine vivante contient une substance qui, sous l'influence de la lumière, subit des altérations chimiques en rapport avec la perception des images. De plus, cette substance se trouve incessamment reproduite tant que persiste l'intégrité des couches les plus externes de la rétine et en particulier de l'épithélium rétinien.

Depuis longtemps déjà on savait que les impressions vives et prolongées reçues par la rétine s'y fixaient quelque temps sous la forme d'images persistantes et d'images consécutives. La découverte des propriétés photochimiques de cette membrane explique admirablement ces faits, surtout si, comme l'affirme Kühne, on peut obtenir expérimentalement sur la rétine vivante un optogramme, c'est-à-dire une image persistante des objets extérieurs. Voici comment a procédé cet expérimentateur, en présence de plusieurs personnes compétentes parmi lesquelles se trouvait le professeur Bunsen.

Un lapin de couleur, ayant la tête recouverte d'un capuchon noir, fut fixé à un mètre et demi de distance d'une ouverture carrée de 30 centimètres, percée dans le volet d'une chambre obscure. L'un des yeux de ce lapin fut exposé pendant trois minutes à l'action de la lumière blanche venant du trou du volet, après quoi la tête fut séparée du tronc d'un seul coup. L'œil rapidement énucléé puis ouvert fut placé dans une solution d'alcool au vingtième. Deux minutes après la décapitation, l'œil non énucléé fut exposé à la lumière du trou du volet pendant trois minutes, puis traité comme le premier, le tout à la lumière du sodium. Le lendemain on procéda à l'examen des deux rétines détachées et retournées, on put alors s'assurer que toutes deux offraient sur un splendide champ d'un rouge rosé une image nette, presque carrée, à bords bien tranchés et ayant un peu plus d'un millimètre de diamètre. L'image du premier œil prise pendant la vie de l'animal offrait une décoloration moins prononcée que l'image du second œil; celle-ci était blanche et tranchait fortement sur le fond rouge de la rétine.

De l'examen ophthalmoscopique de la rétine.

Avant d'aborder la pathologie de la rétine, il nous reste à parler de l'aspect du fond de l'œil qu'elle tapisse, vu à l'ophthalmoscope. Si l'on songe à ce fait que les principaux symptômes des rétinites sont précisément tirés de ce mode particulier d'exploration de l'œil, on conçoit l'importance de cette étude.

On sait qu'à l'éclairage artificiel (bec de gaz ou lampe à huile), le fond de l'œil offre une coloration rouge orangé dont la nuance varie suivant la quantité de pigment qui tapisse la face antérieure de la choroïde. A la lumière solaire, cette coloration, beaucoup plus pâle, se trouve mélangée de gris; nous ne nous occuperons pas de ce dernier mode d'éclairage qui est très-peu employé, et tout ce qui suit se rapporte à l'examen à l'aide de la lumière artificielle.

Malgré sa minceur et sa transparence, qui permet de voir sur les yeux peu pigmentés, et surtout sur les yeux albinos, les vaisseaux tourbillonnés de la choroïde, la rétine, examinée à l'aide d'un éclairage faible et au voisinage du pôle postérieur, offre une teinte légèrement grisâtre qui en décèle la présence. Sur les points où cette membrane offre des changements de niveau, comme au pourtour de la papille, le long des gros vaisseaux, et dans la région de la macula, on voit des reflets dont il est important de connaître la signification pour ne pas les confondre avec des altérations pathologiques.

Le long des gros vaisseaux se montre ordinairement un reflet à double contour; une ligne rouge borde ce reflet de chaque côté. Plus rarement le reflet masque en partie le vaisseau et le fait paraître coudé ou étranglé. Ces différents aspects dépendent de l'incidence que l'on donne à la lumière.

La macula, vue à l'ophthalmoscope, se présente sous l'aspect d'une place plus sombre que le reste du fond de l'œil. Ce fait est conforme à ce que nous avons dit de l'anatomie de la macula (voir p. 28); on ne saurait donc y chercher une coloration jaune qui n'existe en réalité qu'après la mort.

Le centre de la macula, occupé par la fovea, se présente parfois à l'ophthalmoscope, ainsi que Liebreich (1) l'a signalé le premier, comme un point blanc ou jaunâtre analogue au reflet brillant de la membrane du tympan. Comme ce dernier, il semble résulter de la réflexion de la lumière par la fossette centrale de la macula. La tache ne change pas de place lorsqu'on fait varier l'inclinaison du miroir, ce qui pourrait faire croire à l'existence en ce point d'une plaque atrophique ou exsudative. Pour éviter l'erreur, il suffit de se rappeler l'anatomie; au besoin, la conservation de la vision centrale lèverait tous les doutes. Chez les blonds, le reflet brillant de la fovea fait à peu près défaut; parfois la fovea est remplacée par une tache d'un rouge de sang, une espèce de teinte rouille qu'il faudrait se garder de prendre pour une apoplexie

(1) LIEBREICH, *Arch. f. Ophthalm.*, IV, 2, p. 301.

de la macula. Ici encore la conservation de l'acuité visuelle lèvera tous les doutes.

Un reflet moins constant que le précédent circonscrit parfois, sous la forme d'une ellipse à grand axe horizontal, le pourtour de la macula. C'est Schirmer (1) qui le premier a signalé l'existence de cette auréole brillante. Mauthner (2) et récemment Brecht (3) s'en sont également occupés. Mauthner l'appelle *anneau brillant argenté*, ce qui montre que dans certaines circonstances il offre un grand éclat. (Voyez fig. 2, pl. I.)

Ce fantôme, comme l'appelle Brecht, ne se montre qu'exceptionnellement et surtout chez les enfants dont le fond de l'œil est suffisamment pigmenté. Le rétrécissement de la pupille ou sa dilatation artificielle par l'atropine font disparaître cette auréole. Une dilatation moyenne de l'orifice pupillaire, telle qu'on l'observe chez les enfants et les adolescents (pupille de 3 à 4mm), semble nécessaire à sa production. Chose digne de remarque, tandis que le bord interne est très-net, le bord externe de l'anneau lumineux est plus diffus et se perd insensiblement sur le fond éclairé de l'œil. De plus, la largeur de cet anneau varie avec les inclinaisons qu'on imprime au miroir, avec l'intensité de l'éclairage, avec le degré de dilatation de la pupille. D'après Brecht, ce reflet serait dû à la saillie des vaisseaux qui bordent la macula, et son plus ou moins de largeur tiendrait à ce fait que la limite externe n'est autre que la projection du bord pupillaire sur le fond de l'œil. A mesure que la pupille se resserre,

(1) SCHIRMER, *Archiv. für Ophthalm.*, X, 1, p. 148.

(2) MAUTHNER, *Lehrbuch der Ophthalmoscopie*, p. 311.

(3) BRECHT, *Arch. f. Ophthalm.*, XXI, 2, p. 1 à 26, 1875.

l'anneau argenté diminue et arrive à disparaître. Par contre, un élargissement démesuré de la pupille noie pour ainsi dire le reflet dans une trop grande quantité de lumière et l'empêche d'être perçu.

Une dernière condition qui favorise l'apparition de ce reflet réside dans la transparence et la pureté parfaite des milieux de l'œil, et cette condition ne se rencontre aussi que dans le jeune âge. Voilà sans doute pourquoi ce phénomène fait à peu près constamment défaut chez les individus qui ont dépassé l'adolescence. Nous en donnons ici

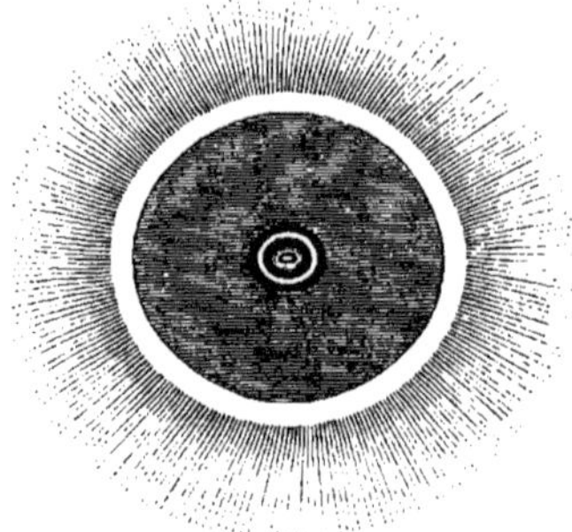

Fig. 7.

une figure tirée d'une de nos leçons cliniques insérée dans la *France médicale* du 30 mars 1877.

Ajoutons, pour terminer, que l'état de réfraction de l'œil, surtout le plus ou moins d'astigmatisme, changent la forme de cet anneau ; mais en règle générale, à l'image renversée, sa forme est celle d'une ellipse à grand axe horizontal ; l'examen à l'image droite ne permet pas de voir nettement l'anneau argenté.

Bien que l'examen ophthalmoscopique de la *papille* appartienne en réalité à l'étude du nerf optique, nous devons en parler ici, car dans les rétinites l'aspect physiologique du disque nerveux se trouve généralement altéré. La papille optique se présente sous la forme d'un disque gris rosé, encadré d'un double anneau et percé par les artères qui pénètrent dans la rétine ou par les veines qui en sortent. Les deux anneaux marginaux sont concentriques l'un à l'autre ; ils sont dus, le plus externe, brunâtre à la limite de la choroïde, le plus interne, d'un blanc tendineux à l'anneau sclérotical. La présence d'un excès de pigment dans l'anneau choroïdien produit souvent un croissant noir situé habituellement au côté externe (côté interne à l'image renversée) du disque optique ; ce fait n'a rien de pathologique. (Voy. fig. 1, pl. I.)

La teinte blanc rosé de la papille et la netteté de ses bords varient avec la quantité de sang qui y circule, avec la manière dont les vaisseaux traversent le disque optique (tantôt par le centre, tantôt plus ou moins près de la périphérie), avec le degré de l'éclairage employé et surtout avec la couleur des parties voisines du fond de l'œil. Dans les yeux pigmentés, non-seulement la papille ressort davantage, mais il n'est pas rare de voir son centre refléter fortement la lumière et offrir un aspect brillant, argenté, qu'on attribue généralement à la présence de la lamina cribrosa. Presque toujours, à l'image *renversée*, la moitié interne de la papille (en réalité la moitié externe) apparaît plus blanche et plus brillante que sa moitié externe, ce qui tient sans doute à ce fait qu'étant plus rapprochée du pôle postérieur de l'œil, la lumière s'y réfléchit plus directement et arrive ainsi en plus grande quantité sur l'œil de l'observateur. Une autre raison, c'est que toutes les fois que les troncs vasculaires percent le disque sur un point excentrique (disposition qui est très-commune), ces troncs se rapprochent généralement de son bord interne. Il est bon de se rappeler cette différence d'aspect des deux moitiés interne et externe de la papille, pour ne pas croire à une atrophie blanche partielle, comme le font très-souvent les observateurs inexpérimentés.

Une autre cause d'erreur provient de ce que la pupille présente souvent une excavation physiologique plus ou moins prononcée et de forme variable : infundibuliforme, à bords en talus, cupuliforme, à bords à pic, mixte. Quelles que soient la forme et la profondeur de cette excavation physiologique, elle se distingue de l'excavation pathologique en ce que les coudes ou crochets formés par les vaisseaux n'occupent pas toute l'étendue du disque, et qu'ils siégent en dedans de l'anneau tendineux à une certaine distance de la périphérie.

Les vaisseaux de la rétine, après avoir quitté le disque optique, se dirigent pour la plupart en haut et en bas, puis se subdivisent en s'inclinant en dessous pour circonscrire la macula, mais sans y pénétrer. Cette disposition penchée des vaisseaux en dehors permet d'aller sûrement à la recherche de la macula lorsque l'on part de la papille, à condition que l'on se débarrasse du reflet de la cornée par de petits mouvements imprimés à la lentille objective. Lorsque la pupille est étroite, sa dilatation préalable par l'atropine facilite singulièrement cette recherche.

Il est généralement facile de distinguer entre elles les artères et les veines. Le calibre des artères est plus petit que celui des veines, et leur couleur est d'un rouge plus clair. Dans le disque optique, il existe en général deux troncs artériels, l'un ascendant et l'autre descendant, qui se bifurquent à la périphérie de la papille. Les veines sont habituellement au nombre de quatre; leur fusion en un tronc commun ne se fait que dans l'épaisseur du tronc nerveux. Tandis que l'artère centrale de la rétine se bifurque au centre du disque, les veines passent souvent par des points plus excentriques.

Au delà de la papille, les artères se divisent et se subdivisent dichotomiquement en suivant un trajet plus rectiligne que celui des veines. Ces dernières, plus larges et plus tortueuses, reçoivent dans leur parcours des veinules tributaires qui font avec les troncs principaux des angles très-obtus.

A l'état normal, on ne distingue à l'ophthalmoscope aucun mouvement, aucune dilatation, aucun resserrement rhythmique qui puisse faire croire à des pulsations dans les artères ou les veines de la rétine. Par contre, dans certains cas pathologiques, avec gène de la circulation générale ou locale, après des efforts violents, ou par suite de l'exagération de la pression intra-oculaire (compression du globe, glaucome), on voit apparaître ces pulsations.

On peut apercevoir dans l'intérieur du disque optique deux espèces de pouls, l'un artériel et l'autre veineux. Le pouls veineux a été découvert par Van Trigt (1) et Coccius (2). Il consiste dans un mouvement rhythmique de la colonne sanguine, se manifestant à peu près exclusivement dans les grosses veines du disque optique. Ce n'est que d'une façon tout à fait exceptionnelle, et encore avec certaines modifications, que l'on observe ce flux et ce reflux au delà des limites de la papille. Van Trigt avait pensé que la diastole veineuse coïncidait avec la systole cardiaque; mais, ainsi que l'a prouvé Coccius, c'est au moment de la systole du cœur que la veine se désemplit par un mouvement centrifuge ou rétrograde,

(1) Van Trigt, *De speculo oculi, ejusque usu*, Utrecht, 1853.
(2) Coccius, *Ueber die Anwendung des Augenspiegels*, Leipzig, 1853.

tandis qu'elle se remplit par un mouvement centripète plus lent que le précédent au moment de la diastole du cœur. Coccius a démontré en outre qu'il suffisait d'exercer sur le globe, avec le bout du doigt, une pression modérée, pour faire apparaître le pouls veineux, preuve que la cause du phénomène réside uniquement dans un obstacle apporté au cours du sang veineux. Voici dès lors l'explication qu'il en donne : A chaque systole cardiaque correspond la diastole des artères de l'œil, et dès lors une augmentation de la tension intra-oculaire dont l'effet est d'exprimer plus ou moins le sang contenu dans les veines de la papille. Il y a donc à ce moment systole des veines. Par contre, à chaque diastole cardiaque, les artères contiennent moins de sang, d'où diminution de la pression intra-oculaire, et partant distension nouvelle des veines, et ainsi de suite.

Le pouls artériel, découvert par Édouard Jæger (1), est isochrone à celui des autres artères et à la systole cardiaque. On peut le produire expérimentalement en pressant, comme précédemment, sur le globe de l'œil, mais avec plus de force. D'après Græfe, les artères se trouvant presque vides par suite de l'exagération de la pression intra-oculaire, une ondée sanguine même plus faible qu'à l'état normal suffit pour y faire apparaître une ondulation due au déplissement des parois vasculaires.

Quoi qu'il en soit de cette explication, le pouls artériel indique une pression intra-oculaire plus élevée que celle indiquée par le pouls veineux; aussi ce dernier disparaît quand le premier se montre.

(1) JÆGER, *Wiener Med. Wochenschrift*, 1854.
(2) GRÆFE, *Archiv. für Ophthalmologie*, I, 1, 1854.

CINQUIÈME LEÇON

SOMMAIRE. — Pathologie de la rétine. — Hyperémie de la rétine (hyperesthésie rétinienne). — Anémie ou ischémie de la rétine. — Rétinite séreuse. Dégénérescence cystoïde de la rétine. Kystes séreux et colloïdes. — Rétinite parenchymateuse. — Forme diffuse. — Périvasculite. — Rétinite circonscrite ou par foyer, circummaculaire, circumpapillaire.

HYPERÉMIE DE LA RÉTINE. — HYPERESTHÉSIE RÉTINIENNE.

Nous commencerons l'étude de la pathologie de la rétine par l'*hyperémie de la rétine* (hyperesthésie rétinienne), mais nous ne nous occuperons ici que de l'hyperémie essentielle et non de celle qui est symptomatique d'un état morbide de l'œil. Nous ne confondrons pas non plus cet état avec la stase veineuse (papille étranglée, Stauungspapille des Allemands) qui accompagne certaines affections du nerf optique et du cerveau.

A l'ophthalmoscope, cette hyperémie est caractérisée par la rougeur de la papille avec turgescence des vaisseaux, ainsi que par l'aspect diffus des bords du disque optique qui se fond insensiblement avec les parties voisines, sauf du côté de la macula. Cela tient sans doute à ce que la moitié externe de la papille est moins riche en vaisseaux que la moitié interne. Pour être certain que la rougeur de la papille est bien réellement pathologique, il faut la comparer à celle du côté sain. Dans le cas où, comme c'est la règle, les deux yeux à la fois sont atteints d'hyperémie, cette base de comparaison nous manque; il faut alors se rapporter aux autres signes de la maladie.

Le symptôme le plus pénible pour les malades est une *hyperesthésie* de la rétine avec *photophobie*. Les malades accusent très-souvent aussi de la fatigue, et il leur est impossible d'appliquer leur vue plus de quelques instants; aussi tout travail des yeux finit par leur être insupportable. C'est alors aussi qu'on voit se montrer des douleurs oculaires et circumorbitaires vives, parfois il y a des apparitions de traînées lumineuses et de mouches volantes. L. A. Desmarres (1) signale en outre la formation d'images persistantes dont la durée dépasse rarement une minute. Si l'objet est brillant ou d'une couleur vive, la sensation est plus longue, que les malades ensuite aient ou non les yeux fermés. La propriété photochimique de la rétine est donc exagérée comme sa sensibilité.

Tout ce cortége symptomatique s'exagère lorsque le malade continue à travailler, tandis qu'il s'amende et peut même cesser provisoirement lorsque les yeux restent en repos.

Les malades recherchent l'obscurité, et, ce qui est caractéristique, ils arrivent à distinguer dans cette obscurité des objets très-fins qu'un œil sain ne pourrait y voir, preuve que chez eux l'acuïté visuelle se trouve pathologiquement exagérée. Les malades se comportent donc jusqu'à un certain point comme des nyctalopes, du moins lorsque l'affection est encore de date récente.

Les malades sont le plus souvent des individus jeunes, plus ou moins anémiques et offrant surtout un tempérament

(1) L. A. DESMARRES, *Traité des maladies des yeux*, 2e édit., t. III, p. 454, Paris, 1858.

éminemment nerveux. Ainsi nous avons trouvé cette affection liée à l'hystérie chez la femme, revenant surtout par accès à l'époque des règles, comme cela avait lieu dans une observation intéressante de Gayet et Fontan (1), de Lyon.

Une trop longue application des yeux sur de petits objets, ou l'exposition longtemps prolongée des yeux à une lumière vive, deviennent souvent cause de la maladie. C'est surtout chez les individus prédisposés à l'asthénopie accommodative ou musculaire, par suite d'une anomalie de réfraction (hypermétropie ou myopie), que ces diverses causes ont le plus de prise. Dans un cas cité par E. de Jæger (2), l'hyperesthésie rétinienne était liée à un certain degré de myopie.

Voici une observation publiée par J. Chisholm (de Baltimore) (3) et que nous reproduisons avec assez de détails, parce qu'elle donne une excellente idée de la physionomie de cette affection. Un homme de trente ans, atteint depuis quatre ans d'hyperesthésie progressive de la rétine, en était arrivé à ce point qu'il était forcé de maintenir continuellement ses yeux bandés avec une cravate noire pliée en plusieurs doubles, et de séjourner dans une chambre obscure. Cependant il se plaignait encore d'une pénible sensation de clarté. Aucun moyen de traitement, même l'iridectomie pratiquée sur chaque œil, n'avait réussi à enrayer cette hyperesthésie rétinienne qui allait sans cesse en s'aggravant. Au début de l'affection, lorsque le malade pouvait encore supporter la lumière du jour et lire les caractères les plus fins,

(1) GAYET et FONTAN, *Lyon médical*, 1869, p. 418.

(2) E. DE JÆGER, *Zeitschrift. f. prakt. Heilk.* n° 12, 1856, et Atlas d'ophthalmoscopie.

(3) J. CHISHOLM (de Baltimore), *Richmond and Louisville Med. Journal*, 1873 et *Annales d'oculistique*, 1874, t. LXXI, p. 98.

tous les objets lui paraissaient comme entourés d'une auréole bleuâtre. Cette auréole est devenue de plus en plus prononcée et elle persiste même lorsque le malade est dans la plus complète obscurité. Parfois la couleur bleue foncée passe au vert, mais le bleu est la couleur prédominante. Les yeux n'ont pas perdu la faculté de distinguer les objets, mais la lumière la moins intense provoque de violentes douleurs dans les yeux et les tempes, douleurs qui persistent longtemps après que le malade s'est soustrait à l'influence de cette lumière.

Traitement. — Le traitement est essentiellement médical; on doit s'attacher à combattre la cause première du mal, anémie, nervosisme, etc. Gayet, dans l'observation citée, s'est très-bien trouvé des douches froides générales et locales.

Comme traitement local, on prescrira le repos des yeux, des verres correcteurs de l'amétropie, teintés au besoin. On prescrit aussi les révulsifs cutanés et intestinaux, et, si les forces du malade le permettent, une application de sangsues ou de ventouses Heurteloup, surtout lorsque l'hyperémie de la rétine est intense. Mais quel que soit le traitement, cette affection offre souvent une grande ténacité et peut ne céder qu'à la longue.

Anémie ou ischémie de la rétine.

L'existence de l'anémie de la rétine en tant qu'entité morbide ne nous paraît pas suffisamment démontrée. La plupart des cas signalés comme tels se rapportent à une embolie de l'artère centrale de la rétine ou de l'une des artères du cerveau. Même dans les cas de cécité brusque, survenant à la suite d'hémorrhagies graves, on n'a pu démontrer à l'ophthalmoscope l'existence d'un état ischémique de la rétine, de sorte qu'on est conduit à expliquer cette cécité par des lésions siégeant dans les centres nerveux.

Dans la syncope, pendant les attaques d'épilepsie et aussi pendant la période cyanotique du choléra, on a pu constater à l'ophthalmoscope l'anémie de la rétine, mais une anémie essentiellement transitoire, se rattachant évidemment aux troubles de la circulation; cette anémie, ici encore, ne constitue qu'un épiphénomène et non une affection propre à la rétine. Dans l'affection décrite par Maurice Raynaud sous le nom d'asphyxie locale des extrémités, on observe également l'anémie de la rétine pendant toute la période algide de l'attaque; mais ce trouble dans la circulation de la rétine se rattache à un trouble plus général dans la circulation des petites artères de la périphérie du corps, les mains, les pieds, le lobule du nez, le pavillon de l'oreille, etc.

Les *signes ophthalmoscopiques* de l'anémie de la rétine sont : 1° une décoloration de la papille, dont les bords deviennent parfois un peu diffus; 2° une diminution du volume des vaisseaux, surtout des artères, dont la colonne sanguine pâlit et se rétrécit, ce qui permet de distinguer nettement les artères des veines; en effet ces dernières, d'un rouge foncé, diminuent peu de volume, relativement aux artères; 3° enfin, le pouls artériel.

Pour se rendre compte de la production du pouls artériel, il faut se rappeler que pendant la diastole du cœur les artères de la rétine, grâce à la faible tension du sang dans l'arbre circulatoire, s'affaissent, et ce n'est qu'au moment de la systole du cœur que l'ondée sanguine parvient à remplir en partie les artères de l'intérieur du globe oculaire. C'est aussi à ce moment que la pulsation se produit, ainsi qu'on peut s'en assurer expérimentalement en comprimant avec le doigt le globe oculaire chez un individu sain.

Conjointement aux signes ophthalmoscopiques, il se montre tantôt une diminution (amblyopie), tantôt une perte rapide de la vision, c'est-à-dire une anesthésie de la rétine qui marche alors de la périphérie vers le centre. Au début de la syncope, en effet, on sent nettement que le champ visuel se rétrécit concentriquement et que l'obscurité se fait autour de soi. C'est aussi de la périphérie vers le centre que se fait l'obscurcissement du champ visuel lorsqu'on exerce une pression sur le globe de l'œil. Dans cette expérience, la vision baisse, puis elle disparaît complétement au moment où le pouls artériel se produit.

Rétinite séreuse. Dégénérescence cystoïde de la rétine; kystes séreux et colloïdes de la rétine.

Nous ne parlerons ici que de la rétinite séreuse idiopathique, laissant de côté pour le moment l'infiltration séro-albumineuse qui se rencontre dans diverses variétés de rétinites et de névro-rétinites. Le mot rétinite séreuse ne doit donc pas être pris dans le sens d'infiltration séreuse; c'est une rétinite qui s'accompagne de la formation de poches kystiques; nous l'appelons rétinite séreuse idiopathique, par opposition à l'œdème de la rétine.

C'est à Iwanoff (1) que nous devons la première description de cette maladie. On peut la rencontrer à tout âge,

(1) Iwanoff, *Archiv f. Ophthalm.*, XV, 2, p. 88.

mais c'est à partir de cinquante ans que cette altération se montre de préférence. Son siége de prédilection est la région de l'ora serrata, bien qu'elle se montre aussi dans le voisinage de la macula et de la papille.

D'après les recherches d'Iwanoff, la maladie débute dans la couche granuleuse externe, pour gagner de là les couches intergranulaire et granuleuse interne.

On voit apparaître de petites cavités kystiques qui, en se multipliant et en s'élargissant, finissent par se confondre entre elles et par former de larges arcades. On trouve alors de grandes cavités kystiques qui, à cause de leur origine première dans les couches externes de la rétine, proéminent surtout en arrière, du côté de la choroïde, et beaucoup moins en avant. Il existe cependant des cas rares où ces kystes, en prenant un très-grand développement, finissent par remplir l'intérieur de l'œil et par refouler le corps vitré, qui se réduit à un très-petit volume, jusque derrière la face postérieure du cristallin. Iwanoff donne à ces kystes, accompagnés de décollement, le nom de *kystes colloïdes de la rétine*. La paroi postérieure ou choroïdienne de la cavité kystique est très-mince, tandis que la paroi antérieure, formée par les couches internes de la rétine, fibres, cellules nerveuses et vaisseaux, s'épaissit par suite de l'hyperplasie du tissu conjonctif, au point d'acquérir une épaisseur considérable. Nous possédons un remarquable exemple de cette singulière altération dans laquelle l'affection avait simulé pendant la vie un sarcome.

Dans les cas observés par Iwanoff, la surface interne des kystes se trouvait tapissée d'une couche de cellules conjonctives aplaties et déformées. Le contenu était séreux ou composé d'une masse gélatineuse; ses caractères chimiques se rapprochaient beaucoup de ceux du liquide contenu dans un décollement de la rétine. Dans le fait que nous avons observé, le liquide séreux et tout à fait incolore contenait des cristaux de cholestérine et des corps ronds comme framboisés, granuleux, qui avaient tous les caractères de ce que l'on a décrit sous le nom de globes calcaires. La membrane kystique, opaline et demi-transparente, offrait çà et là des taches d'un blanc laiteux correspondant à des parties plus épaissies. Le microscope nous permit d'y voir beaucoup de tissu conjonctif et des vaisseaux nombreux et fins dont plusieurs devaient être de nouvelle formation. C'est cet aspect, joint à l'immobilité et à l'absence de fluctuation de la masse, qui nous a fait croire, lors de l'examen ophthalmoscopique, à la présence d'un sarcome. Ainsi, le signe donné par Brière, d'après Sichel, comme pathognomonique du sarcome, la *vascularisation anormale* de la masse, est fallacieux, au moins en ce qui concerne l'affection kystique de la rétine. Ce signe indique seulement qu'il existe dans la rétine un produit possédant des vaisseaux de nouvelle formation.

L'étude clinique de cette curieuse altération de la rétine est encore loin d'être faite. Lorsque la lésion a pour siége la région de l'ora serrata, elle est inaccessible à l'ophthalmoscope. Dans le cas où elle occupe le pôle postérieur de la rétine, la disposition tortueuse des vaisseaux et l'aspect chatoyant de la production morbide peuvent faire croire à un décollement rétinien ; la rétinite séreuse s'en distingue toutefois par l'absence de fluctuation de la poche.

Si, comme dans notre cas, des vaisseaux capillaires nouveaux se montrent dans l'épaisseur et à la surface de la production morbide, on est exposé à la confondre avec un sarcome choroïdien ayant décollé la rétine. Nous renvoyons pour plus de détails à notre atlas anatomo-pathologique de l'œil, en cours de publication.

Iwanoff a cherché à établir une corrélation intime entre l'altération cystoïde, très-commune, comme nous l'avons dit, chez les vieillards, dans les parties équatoriales de la rétine, et le développement de la cataracte. Mais il se pourrait que ce ne fût là qu'une simple coïncidence, les deux affections se montrant de préférence chez les vieillards; en outre, dans le cas qui nous est propre et qui s'est montré chez un individu jeune, malgré l'altération très-profonde de la rétine et du corps vitré, le cristallin était resté absolument normal et possédait toute sa transparence. Cette relation de la rétinite séreuse avec la cataracte ne nous paraît donc pas suffisamment établie. Il y a longtemps que nous recherchons l'étiologie de la cataracte, persuadé que cette affection doit tenir à une altération des membranes de l'œil. Tous les vieillards n'ont pas en effet de cataracte, de même que tous n'ont pas d'hypertrophie prostatique; ajoutons que la cataracte ne doit pas être protopathique, car le cristallin est absolument invasculaire, et l'on ne peut admettre qu'il devienne malade sans lésion anatomique de voisinage. Sur 100 cas de cataracte, nous avons noté 60 fois des lésions choroïdiennes visibles à l'ophthalmoscope, tandis que nous n'avons trouvé rien de pareil du côté de la rétine.

Rétinite parenchymateuse.

Cette forme de rétinite est d'autant plus grave qu'elle s'associe presque toujours à une choroïdo-cyclite à laquelle elle fait suite pour ainsi dire. L'affection débute vers l'ora serrata, pour gagner ensuite les parties centrales de la rétine. C'est à Iwanoff (1) que nous sommes redevables des notions d'anatomie pathologique relatives à cette affection.

Le plus souvent, la maladie affecte une assez grande étendue de la rétine, auquel cas elle mérite le nom de *rétinite parenchymateuse diffuse;* beaucoup plus rarement elle reste limitée au pourtour des vaisseaux, d'où le nom de *rétinite périvasculaire* qui lui a été donné par le même auteur.

Quand la maladie revêt la forme diffuse, elle débute toujours par la couche des fibres nerveuses, où elle reste longtemps localisée. Plus tard le processus morbide gagne, du moins dans la majorité des cas, les couches granuleuses, parfois même les cônes et les bâtonnets.

L'affection consiste dans la production de tissu conjonctif embryonnaire qui finit par étouffer les éléments propres de la rétine, et en particulier les fibres nerveuses et les cellules ganglionnaires. Le corps vitré participe lui-même à l'inflammation et à l'organisation conjonctive. Il n'est pas rare de voir dans ces cas la limitante antérieure se fendiller et se dissocier sur certains points, tandis que sur d'autres elle subit une altération spéciale qui donne naissance aux excroissances verruqueuses de cette membrane.

On ne saurait assigner, quant à présent, à la rétinite parenchymateuse diffuse des caractères cliniques bien définis, et cela pour les raisons suivantes. En premier lieu, cette affection, au début tout au moins, occupe les parties équatoriales de la rétine, inaccessibles à l'ophthalmoscope. En second lieu, elle s'accompagne presque toujours de choroï-

(1) Iwanoff, *Archiv f. Ophthalm.*, XI, 1, p. 136.

dite antérieure qui en masque en partie les caractères propres. Enfin les troubles de l'humeur vitrée et la perte de la transparence du tissu rétinien enflammé empêchent de bien saisir les caractères ophthalmoscopiques qui pourraient seuls déceler les altérations décrites ci-dessus.

Tout ce qu'on peut dire *à priori*, c'est qu'au niveau des parties altérées la rétine doit offrir un aspect blanchâtre; les vaisseaux doivent être invisibles, car ils sont enfouis, au moins en partie, dans les tissus de nouvelle formation. Malheureusement encore, ces caractères sont loin d'appartenir exclusivement à la rétinite parenchymateuse. Ce qui peut aider au diagnostic, c'est que cette variété de rétinite se lie presque toujours, comme nous l'avons dit, à une phlegmasie de la choroïde. En pareil cas, une diminution brusque et notable de l'acuïté visuelle, allant de la périphérie vers le centre, porte à penser qu'une rétinite parenchymateuse est venue se surajouter à une choroïdo-cyclite préexistante.

La seconde variété de rétinite parenchymateuse, ou *rétinite périvasculaire*, également bien décrite par Iwanoff, diffère de la précédente en ce que les lésions sont exclusivement limitées au pourtour des vaisseaux, en laissant à peu près intactes même les fibres nerveuses et les cellules ganglionnaires. Nous disons à peu près, car la papille optique est gonflée et la rétine s'infiltre d'un liquide séro-albumineux qui peut même s'accumuler par places entre la choroïde et la rétine partiellement décollée.

A la coupe des vaisseaux, on trouve l'intérieur rempli de globules sanguins, et la tunique moyenne intacte; l'endothélium est par contre en voie de prolifération; mais c'est surtout la tunique externe ou adventice des vaisseaux qui est altérée. Toute cette tunique est remplacée par une agglomération des noyaux ovalaires, fusiformes ou arrondis, entourés d'un lacis de fibrilles extrêmement fines et d'une quantité à peine appréciable de protoplasma. Ces noyaux enveloppent concentriquement les parois vasculaires, en formant des séries de 4 à 12. D'une façon générale, les artères en possèdent plus que les veines et celles-ci plus que les capillaires, où les noyaux n'arrivent jamais à former une gaîne complète.

L'œil examiné par Iwanoff avait été énucléé par de Wecker, à cause de désordres sympathiques provoqués sur son congénère ; il avait été perdu à la suite d'un traumatisme provoqué par un éclat de métal. Dans cet œil, le savant micrographe trouva une inflammation de la partie antérieure de la choroïde et des procès ciliaires. « Les cellules du stroma choroïdien étaient en état de prolifération et çà et là on constatait une hypergénèse de la tunique adventice des vaisseaux de la choroïde. Le cristallin avait disparu et n'avait laissé pour tout vestige que sa capsule revenue sur elle-même. L'iris et la cornée étaient intimement confondus au niveau de la blessure. » Nous avons tenu à citer ce passage pour montrer que la cause de la périvasculite scléreuse était ici une blessure de la région ciliaire du globe avec cataracte traumatique. Ces lésions sont bien loin d'être rares dans la pratique. Cela montre que la rétinite périvasculaire, comme la rétinite parenchymateuse, peut venir compliquer des phlegmasies aiguës graves de la choroïde et des procès ciliaires ; il se peut aussi que les cataractes traumatiques compliquées de phlegmasie choroïdienne y exposent d'une façon toute particulière.

Quand il n'y a pas un œdème considérable de la rétine, ou lorsque celui-ci a disparu, l'examen ophthalmoscopique permet de constater les lésions des vaisseaux. Ainsi Nagel (1), en examinant les yeux d'un jeune homme qui, avec une bonne santé générale, offrait des lacunes à la périphérie du champ visuel, trouva toutes les artères et leurs rameaux transformés en cordons blanchâtres. Sur certaines d'entre elles on voyait un filet rougeâtre médian, bordé de deux bandes latérales blanches; ainsi le sang continuait à y circuler et il s'agissait là non d'une embolie ou d'une compression de l'artère centrale, mais d'un épaississement de leurs parois. Du reste, parmi les artérioles les plus petites, un certain nombre conservaient leur coloration normale; il en était de même de la plupart des veines de la rétine. Parmi les veines, les plus petites offraient seules les mêmes altérations que les artères. Pour montrer que les plus gros troncs artériels eux-mêmes étaient perméables au sang, Nagel s'est servi d'un artifice qu'il recommande en pareil cas; il consiste à éclairer le vaisseau indirectement; avec l'éclairage direct, en effet, le stratum d'un blanc éclatant qui recouvre le vaisseau empêche de voir par transparence sa couleur rouge atténuée. Pour cela, on projette l'image au fond de l'œil, de façon que le bord de la surface éclairée côtoie le vaisseau; la lumière qui se diffuse dans la rétine se réfléchit d'arrière en avant à travers le vaisseau; celui-ci se trouvant alors dans la pénombre, sa couleur d'un rouge pâle devient visible pour l'observateur. Nagel recommande ce mode indirect d'éclairage pour les membranes du fond de l'œil et pour le corps vitré.

(1) NAGEL, *Klinische Monatsblätter*, t. III, 1864.

En outre de cette lésion caractéristique des vaisseaux, il y avait, dans le cas de Nagel, du gonflement de la papille, avec nébulosité de la partie voisine de la rétine, enfin de nombreuses ecchymoses ponctuées, disséminées en groupes serrés, surtout au voisinage de certaines branches veineuses. La papille droite était en outre le siége d'une fine vascularisation anormale.

Causes. — A part ce que nous avons dit de l'influence d'une choroïdo-cyclite antérieure, les causes de la rétinite périvasculaire ne sont pas encore bien connues. C'est ainsi que dans une observation de Wecker (1) il s'agissait d'une femme de soixante-neuf ans, atteinte d'albuminurie avec hypertrophie du ventricule gauche. A propos de l'examen ophthalmoscopique, l'auteur parle d'une figure étoilée et pointillée au voisinage de la tache jaune, ce qui semble montrer qu'il s'agissait ici d'une rétinite périvasculaire d'origine albuminurique.

Chez la malade de Nagel, il n'y avait rien du côté du cœur et l'examen des urines n'est pas indiqué. L'auteur n'a fait que soupçonner vaguement une affection des centres nerveux.

Enfin, dans une observation appartenant à Jæger (2), il s'agit d'un œil atteint de rétino-choroïdite avec atrophie du nerf optique et strabisme paralytique inféro-externe, le tout reconnaissant probablement pour cause une affection centrale.

Diagnostic. — Nous ne dirons rien du diagnostic diffé-

(1) WECKER, *Traité théorique et pratique des maladies des yeux*, Paris, 1866, t. II, p. 323.

(2) A. DE JÆGER, *Atlas d'ophthalmoscopie*, Paris, 1870, p. 119, pl. XVI, fig. 75.

rentiel entre l'altération des vaisseaux propre à la rétinite périvasculaire parenchymateuse et la dégénérescence athéromateuse des vaisseaux ou la sclérose des parois vasculaires telle qu'on la rencontre dans la maladie de Bright. Dans l'état actuel de la science, il nous paraît très-difficile, sinon impossible, de différencier nettement à l'ophthalmoscope ces trois états. C'est pourquoi nous n'acceptons comme observations authentiques, appartenant réellement à la périvasculite d'Iwanoff, que celles qui ont été suivies d'autopsie avec examen histologique.

Rétinite parenchymateuse circonscrite ou par foyers

Une dernière variété de rétinite parenchymateuse est celle qui a été décrite sous le nom de *rétinite circonscrite* ou *par foyers*. Cette forme de rétinite est très-rare. Elle peut affecter deux siéges bien distincts, à savoir : la région de la macula et le pourtour de la papille.

Lorsque la lésion se localise au pourtour de la macula, on y distingue à l'ophthalmoscope une plaque jaune bleuâtre ou verdâtre, arrondie, reflétant fortement la lumière et faisant une saillie qui se perd insensiblement sur les parties voisines, par suite de l'aspect nuageux de la rétine au pourtour de la plaque. Toute cette partie est manifestement hyperhémiée, et l'on voit des vaisseaux en grand nombre sillonner l'auréole nuageuse qui circonscrit la plaque. Une fois la vascularisation et l'œdème disparus, on trouve à la place une véritable plaque atrophique blanchâtre, entourée d'un liséré de pigment, preuve que l'affection intéresse les couches profondes de la rétine et la portion correspondante de la choroïde.

A ces signes ophthalmoscopiques correspond un scotome limité qui abolit la vision centrale, et cela de plus en plus à mesure que la plaque marche vers l'atrophie.

Sœmisch (1) ayant eu l'occasion d'examiner cette lésion au microscope, a pu constater qu'il s'agissait là d'une destruction des éléments nerveux et des grains avec vascularisation et substitution de plus en plus marquée de tissu conjonctif aux éléments propres de la rétine. Il se fait en même temps une migration des cellules pigmentaires altérées de l'épithélium choroïdien.

Nous ignorons la cause de cette forme particulière de rétinite centrale. Dans deux cas observés par de Wecker, il s'agissait de sujets syphilitiques. Dans un cas qui nous est propre et que nous avons recueilli chez un jeune homme de vingt-cinq ans, observé antérieurement par Giraud-Teulon, l'œil droit était seul atteint. Malgré une investigation très-minutieuse, il nous a été impossible de rattacher cette lésion à aucune diathèse. Le cœur, les vaisseaux, les urines, ne nous ont rien présenté d'anormal.

Dans la rétinite circonscrite au voisinage de la papille et appelée pour cela par Iwanoff (2) *rétinite circumpapillaire;* les lésions, caractérisées par une hyperplasie du tissu conjonctif et par de l'œdème, ont pour siége principal les couches externes de la rétine. Les fibres nerveuses en particulier restent intactes, ce qui distingue, anatomiquement au moins, cette variété de rétinite de la névrite optique. Pendant la vie, au contraire, le gonflement adémateux de la

(1) SŒMISCH, *Beiträge zur normalen und path. Anatomie des Auges*, Leipzig, 1862, p. 29.

(2) IWANOFF, *Klinische Monatsblätter*, t. VI, p. 424.

papille et la turgescence des vaisseaux simulent à s'y méprendre une névrite par compression (stauungs papille).

Un autre caractère distinctif de la maladie, c'est que la partie voisine du corps vitré reste transparente et n'offre pas cet aspect nuageux qu'on rencontre dans la névrite optique.

Au point de vue clinique, cette affection a dû être bien souvent confondue avec une névrite; elle mérite de nouvelles études.

SIXIÈME LEÇON

SOMMAIRE. — Rétinite apoplectique ou apoplexies rétiniennes. — Causes. — Signes ophthalmoscopiques. — Marche. — Signes fonctionnels. — Diagnostic. — Pronostic. — Traitement.

La rétine peut être le siége d'apoplexies avec ou sans inflammation véritable. Le nom de rétinite convient peu lorsqu'il n'existe aucune inflammation de la rétine, et nous préférons dans ces cas la dénomination beaucoup plus exacte d'*apoplexie rétinienne*. Toutefois, pour nous conformer à l'usage, nous conserverons le titre de rétinite, mais en faisant d'expresses réserves sur la nature inflammatoire de la lésion.

Comme pour l'encéphale, les épanchements apoplectiques de la rétine reconnaissent deux causes organiques différentes, c'est-à-dire une altération du cœur et des parois vasculaires ou une altération du sang. Les altérations vasculaires de la rétine se réduisent à l'athérome, ou altération granulo-graisseuse des parois des vaisseaux, et à la sclérose de ces mêmes parois, avec formation d'anévrysmes miliaires. Ajoutons toutefois que, d'après les recherches histologiques de J.-W. Hulke (1), tout à fait conformes aux nôtres, l'apparition des anévrysmes miliaires, sous la forme de dilatations sacculaires ou fusiformes de leurs parois, ne semble pas

(1) J.-W. HULKE, *A practical treatise on the use of the ophthalmoscope*, p. 44, London, 1861.

précédée d'une altération graisseuse ou autre. La paroi restée transparente et hyaline, après s'être dilatée, se rompt simplement.

Les *altérations du sang*, qui favorisent la sortie de ce liquide des tubes capillaires dans lesquels il circule, se rattachent à certaines dyscrasies bien connues : le *scorbut*, la *leucocythémie*, le *diabète*, l'*albuminurie*, etc. Quant à savoir si les maladies générales agissent à la fois sur la composition chimique du sang et sur la texture des parois, la discussion reste ouverte pour certaines d'entre elles, tandis que pour d'autres, l'albuminurie par exemple, l'altération des vaisseaux a été fréquemment démontrée.

A côté des altérations chimiques du sang nous devons placer certaines modifications dans la composition histologique de ce liquide, dans la leucémie. On sait que, dans cette affection, il existe une augmentation du nombre des globules blancs, augmentation telle que parfois, à cause des propriétés adhésives que possèdent ces globules, il se forme de véritables infarctus leucocytiques obstruant les vaisseaux capillaires sur plusieurs points. Que dans ces conditions l'impulsion cardiaque vienne à augmenter ou que les anastomoses collatérales restent insuffisantes, et l'on verra survenir des épanchements apoplectiques composés à la fois de globules blancs et de globules rouges réunis en foyers. Ainsi les maladies organiques du cœur et des vaisseaux deviennent souvent causes d'apoplexies dans la rétine, et cela de différentes façons. Tantôt il s'agit d'embolies qui, détachées des valvules du cœur ou de l'aorte devenues athéromateuses, s'arrêtent dans les vaisseaux de la rétine, mais dans ce cas les hémorrhagies sont rares, car les artères rétiniennes sont à peu près vides.

D'autres fois on a affaire à une hypertrophie du ventricule gauche compliquant une lésion valvulaire et s'accompagnant d'altérations athéromateuses des vaisseaux; c'est là le cas le le plus fréquent. Enfin les maladies du cœur peuvent agir de façon à provoquer des stases veineuses, une congestion du foie ou une albuminurie, tous états qui peuvent à leur tour déterminer la rupture des vaisseaux de la rétine. Dans ces cas l'affection du cœur agit indirectement.

Nous venons de voir l'influence que toute gêne de la circulation générale exerce sur la production des hémorrhagies rétiniennes. Une grossesse avancée, une tumeur volumineuse de l'abdomen, un épanchement péricardique ou pleurétique étendu, toutes les causes de gêne de la respiration et les efforts musculaires violents peuvent ainsi devenir cause d'apoplexies rétiniennes, pour peu que les vaisseaux de cette membrane soient altérés et par suite disposés à se rompre.

Signes ophthalmoscopiques. — Trois *caractères ophthalmoscopiques* principaux caractérisent les apoplexies rétiniennes, ce sont : la coloration rouge de sang des plaques hémorrhagiques, leur siége sur le trajet ou au voisinage des vaisseaux et en particulier des veines, et l'aspect tortueux de ces dernières. A cela s'ajoute un œdème modéré de la papille, dont les bords sont partiellement effacés; beaucoup plus rarement la papille est effacée tout entière.

Lorsque les plaques apoplectiques occupent primitivement la couche des fibres nerveuses, ce qui est la règle, elles présentent un bord finement crénelé qui les a fait comparer à des flammèches à pointes effilées. Cet aspect est évidemment dû à ce que le sang s'infiltre inégalement entre les fibres. Cette configuration spéciale n'existe que pour les plus petites plaques, car, si le sang s'épanche en grande quantité, il envahit les couches profondes de la rétine, décolle parfois cette membrane de la choroïde et peut, d'autre part, en faisant irruption dans le corps vitré, y produire des opacités floconneuses. On conçoit qu'en pareil cas la configuration des plaques apoplectiques soit différente.

La *coloration* des apoplexies n'est pas la même dans tous les cas, on conçoit facilement que cette coloration doit varier et aller en se dégradant à mesure que le sang épanché se résorbe ou qu'il subit sur place des altérations régressives. Même au début de l'hémorrhagie, la coloration peut varier d'intensité, et cela non-seulement d'après la quantité de sang épanché, mais aussi d'après la richesse du liquide en hématies et en globules blancs. Nous reviendrons sur cette dernière particularité en nous occupant de la rétinite leucémique.

Le *nombre*, l'*étendue* et le *siége* topographique des apoplexies rétiniennes varient également suivant les cas. C'est ainsi qu'on peut ne rencontrer qu'une ou deux taches ou bien un très-grand nombre ; dans ce dernier cas elles sont généralement petites, parfois même si petites que Follin leur a donné le nom de *sablé hémorrhagique* (1), par analogie avec ce que l'on trouve dans certaines hémorrhagies cérébrales.

Le siége de prédilection des foyers apoplectiques est le pôle postérieur de l'œil, principalement sur le pourtour de la papille et de la macula. On en observe parfois sur le disque optique lui-même et, ce qui est encore très-commun, sur la macula, tantôt isolément, tantôt en même temps que d'autres

(1) FOLLIN, *Leçons sur l'exploration de l'œil*, Paris, 1863, p. 122.

taches sur les parties voisines de la rétine ou même de la choroïde. Cela ne veut pas dire que ces apoplexies ne puissent se montrer également à la périphérie de la rétine, vers l'ora serrata, mais là elles sont généralement moins nombreuses en même temps qu'elles deviennent moins accessibles à la vue. D'après Wecker (1), les plaques affectent ce dernier siége surtout lorsque l'affection reconnaît pour cause une altération du sang (chloro-anémie, scorbut, leucocythémie), tandis que les apoplexies siégeant vers le pôle postérieur se rattachent plus particulièrement aux maladies de l'appareil circulatoire.

Marche. — Les phases par lesquelles passent les apoplexies de la rétine varient suivant que celles-ci se résorbent sans laisser de traces ou qu'elles entraînent après elles des troubles graves de la nutrition. Dans l'un et l'autre cas, le travail régressif dure assez longtemps.

Lorsque les éléments rétiniens n'ont pas été sensiblement altérés, si le sang se résorbe, la plaque pâlit de la périphérie vers le centre, prend une teinte jaune orangé de plus en plus dégradée, et finalement elle laisse une simple tache grisâtre à peine apparente pour quiconque n'aurait pas suivi pas à pas ce travail régressif. Si la rétine a été très-altérée dans sa nutrition, on voit les éléments qui la composent subir la dégénérescence granulo-graisseuse, et à la place des apoplexies se montrent des taches d'un blanc éclatant à reflet satiné.

L'étendue en surface des plaques hémorrhagiques ne paraît pas influer beaucoup sur leur mode d'évolution ultérieure. Ainsi il n'est pas rare de voir de larges hémorrhagies

(1) Wecker, *Traité des maladies du fond de l'œil, etc.*, Paris, 1870, p. 122.

se résorber complétement sans laisser de traces, tandis qu'à de toutes petites hémorrhagies succèdent assez souvent des plaques blanches atrophiques. En nous fondant sur nos propres recherches anatomo-pathologiques, nous serions enclin à admettre que ce qui influe principalement sur le résultat final, c'est moins l'étendue en surface de l'épanchement sanguin que sa profondeur.

Il arrive, rarement il est vrai, qu'au pourtour des plaques blanches satinées il se dessine un liséré noirâtre dû à l'accumulation de grains pigmentaires en ce point. C'est qu'alors l'épithélium de la rétine, ayant participé à la lésion, laisse échapper son contenu pigmentaire qui vient se fixer au pourtour de la plaque atrophique. C'est ainsi que les choses se passent dans les rétino-choroïdites, bien décrites par Iwanoff (1), et cette explication nous paraît bien plus admissible que celle qui fait dériver ce liséré pigmentaire d'une altération du sang épanché dans la trame de la rétine. S'il en était autrement, on rencontrerait beaucoup plus souvent ce liséré pigmentaire, tandis que, d'après la judicieuse remarque de Schweigger, c'est un fait rare dans l'histoire de la rétinite apoplectique.

Signes fonctionnels. — Les signes fonctionnels qui accompagnent les hémorrhagies rétiniennes se réduisent tous à des troubles visuels qui varient eux-mêmes suivant le nombre, le siége et l'étendue des épanchements sanguins, et, plus tard, suivant qu'il survient ou non des altérations de structure dans le tissu propre de la rétine. Le malade ne se plaint d'aucune douleur; l'œil à l'extérieur paraît normal et

(1) Voir nos *Leçons sur l'iritis, le glaucome et les choroïdites.*

rien ne trahit la lésion grave dont la rétine est le siége. Lorsque les hémorrhagies sont petites et lorsqu'elles occupent la région équatoriale ou périphérique, elles ne produisent pas de troubles visuels sensibles : aussi peuvent-elles passer inaperçues, à moins que l'on n'étudie le champ visuel à l'aide du campimètre ou du périmètre.

Au contraire, toutes les fois que les apoplexies occupent le voisinage de la macula, et à fortiori la macula elle-même, on voit survenir un trouble instantané de la vue qui met sur la voie du diagnostic et engage le chirurgien à explorer avec soin la région de la macula. Lorsque la macula est devenue le siége d'une hémorrhagie abondante, le malade accuse un épais brouillard central qui lui cache les objets et son acuïté visuelle se trouve considérablement réduite. Par contre, la vision périphérique et la forme du champ visuel peuvent être conservées, à moins qu'il n'existe d'autres apoplexies plus près de l'ora serrata. Dans les hémorrhagies peu étendues et n'occupant qu'une partie de la macula, le malade accuse des troubles visuels caractéristiques : les objets lui paraissent comme brisés et déformés (*métamorphopsie*); ainsi la lecture et l'écriture, par suite de la disparition de certaines lettres, deviennent impossibles. Dans ces cas encore, lorsque la lésion est limitée à la fovea, les malades se plaignent d'une tache noire centrale qui les suit partout et ne leur permet pas de distinguer les objets fins. Pour voir, ces malades sont obligés d'incliner la tête ou de placer l'objet latéralement pendant qu'ils regardent droit devant eux. Il n'est pas rare de rencontrer des malades qui se plaignent de voir les objets, et en particulier la flamme de la lampe, d'une couleur spéciale, rouge, verte ou bleue.

Cette *chromatopsie* ne peut trouver son explication que dans une perversion de la sensibilité de la rétine à la lumière, perversion dépendant soit des parties malades, lorsque celles-ci ont conservé leur excitabilité, soit des points situés autour des foyers apoplectiques.

Quant à la faculté de distinguer les couleurs entre elles, elle est rarement perdue. La *dyschromatopsie* s'observe donc rarement dans l'apoplexie de la rétine.

Diagnostic. — Lorsque la lésion est soupçonnée, elle ne peut échapper à l'examen ophthalmoscopique; il suffit de songer à la possibilité de confondre, dans certains cas, la macula fortement teintée avec une tache hémorrhagique récente et localisée en ce point. Un peu d'attention suffira pour éviter l'erreur.

Des apoplexies du corps vitré, situées tout près de la limitante antérieure de la rétine, ne sauraient être confondues avec des foyers apoplectiques formés par la rétine même, et cela pour cette raison que les premières jouissent de mouvements de déplacement, tandis que les autres restent fixes.

Les apoplexies choroïdiennes occupent souvent la région de l'ora serrata; mais elles ne présentent pas la forme caractéristique en flammèches et ne suivent pas les vaisseaux de la rétine. Enfin elles se lient presque toujours à d'autres lésions de la choroïde, en particulier à l'atrophie.

Pronostic. — Le pronostic est d'autant plus grave que l'hémorrhagie a pour siége la région de la macula, qu'elle occupe une grande étendue et qu'elle s'accompagne d'autres lésions de la choroïde ou de la rétine. Lorsque aux hémorrhagies on voit succéder des plaques blanches satinées, on peut affirmer que la lésion est incurable. Par contre, lorsque les hémorrhagies disparaissent complètement sans laisser de traces apparentes, on est en droit d'espérer le rétablissement complet de la vision.

Traitement. — Nous parlerons du traitement à propos de chaque espèce de rétinite apoplectique en particulier.

SEPTIÈME LEÇON

SOMMAIRE. — Rétinite albuminurique. — Pathogénie. — Grossesse. — Signes ophthalmoscopiques. — Diagnostic. — Troubles fonctionnels. — Anatomie pathologique. — Traitement.

La *rétinite albuminurique* est une des variétés les plus communes et les plus graves de la rétinite apoplectique. C'est Türck qui le premier a décrit cette rétinite, mais avant lui Bright et d'autres auteurs, surtout Landouzy (1), de Reims, avaient attiré l'attention sur les troubles oculaires qui accompagnent l'albuminurie. Privés du secours de l'ophthalmoscope, ces auteurs avaient considéré l'amblyopie des albuminuriques comme liée à l'intoxication du sang par l'urée accumulée dans ce liquide.

La rétinite albuminurique est un épiphénomène; elle ne se montre pas dans tous les cas d'albuminurie ni dans toutes les formes de l'affection. Certaines périodes de la maladie semblent prédisposer plus particulièrement au développement de la rétinite. Si à toutes ces raisons on en ajoute une autre tirée de la marche insidieuse de la rétinite à son début, on voit qu'il est impossible d'établir, même d'une façon approximative, la proportion des albuminuriques atteints de rétinite.

D'une façon générale, c'est à une époque éloignée du dé-

(1) LANDOUZY, *Bulletin de l'Acad. de méd.*, t. XV, p. 74, an. 1849.

but de l'affection que se montre la rétinite; en d'autres termes, les lésions rétiniennes se lient plus particulièrement à la forme chronique de la maladie, bien qu'elles s'observent également dans certains cas que l'on peut rattacher à la forme aiguë.

Existe-t-il une relation entre le développement de la rétinite et la quantité d'albumine rendue par les urines dans les vingt-quatre heures? Si nous nous rapportons aux faits publiés et à ceux qui nous sont propres, nous sommes conduit à répondre par la négative. Certainement une quantité très-abondante d'albumine dans les urines témoigne d'une profonde altération du rein et constitue une condition fâcheuse au point de vue des troubles de la rétine, mais on peut voir la rétinite survenir et s'aggraver chez les individus qui ont à peine des traces d'albumine dans leurs urines et qui n'ont point d'œdème. En effet, c'est moins la quantité d'albumine contenue chaque jour dans les urines que la persistance de cette déperdition qui en fait le danger. C'est pourquoi dans les formes transitoires de l'albuminurie la rétinite manque souvent.

Nous nous garderons bien de reproduire ici les différentes classes d'albuminurie admises par les auteurs, encore moins de chercher à rattacher la rétinite à telle classe d'albuminurie plutôt qu'à telle autre, et cela pour plusieurs raisons. D'abord il n'est pas toujours facile de faire la part exacte du trouble apporté dans les conditions mécaniques de la circulation rénale et de l'altération chimique du sang qui en est la conséquence. En second lieu, les altérations des parois vasculaires, liées ou non à un trouble organique du cœur, bien que très-fréquentes dans l'albuminurie de longue durée, peuvent faire complètement défaut, ainsi que le prouve la guérison définitive de l'albuminurie et de la rétinite dans certains cas liés à la grossesse ou à la scarlatine.

Au point de vue auquel nous nous plaçons, celui de la pathogénie de la rétinite albuminurique, nous croyons devoir classer les causes en deux ordres, à savoir :

1° Rétinites par modifications hémato-dynamiques ou hémato-chimiques du liquide en circulation. Cette classe est la moins nombreuse.

2° Rétinites par altération des parois vasculaires consécutives à l'albuminurie. Cette classe embrasse le plus grand nombre des faits.

Nous y ajouterons, pour l'albuminurie de la grossesse, une troisième cause, signalée par le professeur Péter dans ses leçons sur les maladies puerpérales (1), c'est l'augmentation de la masse du sang qui existe dans la grossesse, avec ou sans altération dans le nombre des globules, et par suite l'augmentation de la tension du sang contre les parois des vaisseaux.

Les lésions du cœur ont été considérées à tort comme le lien obligé entre l'albuminurie rénale et la rétinite albuminurique; mais étant donnée l'altération des parois vasculaires et la dyscrasie sanguine, toute exagération de la force d'impulsion du cœur (hypertrophie) et toute gène de la circulation veineuse en retour (altération graisseuse du cœur) ne peuvent que favoriser les ruptures vasculaires, en même temps que les transsudations séro-albumineuses au travers des capillaires. D'après Cornil (2), près des deux cinquièmes

(1) Voir *France médicale*, 1874 et 1875.

(2) Cornil, *Des différentes espèces de néphrite*, thèse de concours, Paris, 1869, p. 112.

des individus morts de néphrite albumineuse ont offert des lésions cardiaques. En un mot, les lésions cardiaques qu'on rencontre dans l'albuminurie ne sont pas, croyons-nous, une condition obligée du développement de la rétinite, mais simplement une condition fâcheuse qui joue le rôle de cause occasionnelle efficace. C'est pourquoi l'on rencontre des cas assez nombreux de rétinite albuminurique sans affection cardiaque, et d'autre part des malades atteints d'affection cardiaque et d'albuminurie qui ne présentent jamais de rétinite.

La rétinite albuminurique s'observe assez souvent dans la grossesse et dans la scarlatine : aussi nous devons nous y arrrêter un instant.

L'*albuminurie gravidique* et l'amblyopie qui l'accompagne étaient déjà connues lorsque l'ophthalmoscope est venu démontrer qu'il s'agissait là encore d'une rétinite analogue à celle que l'on rencontre dans la maladie de Bright. Rechercher en pareil cas les causes de l'albuminurie, c'est établir en même temps l'évolution pathogénique de la rétinite qui l'accompagne.

Il résulte de beaucoup d'observations bien prises, que l'albuminurie gravidaire se montre de préférence dans les derniers mois de la grossesse, lorsque l'utérus a acquis un volume notable. Ce fait porte à penser que les troubles mécaniques ou par compression de la circulation rénale jouent un rôle manifeste dans la production de cette albuminurie. Nous devons faire intervenir également la modification de la composition du sang de la mère par le fait de la gestation, et aussi l'augmentation de la masse sanguine. On sait que l'urine des femmes enceintes contient souvent non-seulement de l'albumine, mais aussi du sucre; de plus, l'urée peut s'y rencontrer en moindre quantité, parfois même l'urée s'accumule dans le sang et provoque des accidents éclamptiques graves ou qui ne cessent qu'avec l'expulsion du fœtus. On ne peut nier qu'un sang privé d'une partie de son albumine et offrant une surcharge de glycose et d'urée n'ait perdu sa composition et ses propriétés normales, et qu'il ne soit devenu plus apte à transsuder à travers les parois des capillaires.

De plus, Liégeois a noté chez les femmes enceintes une hypertrophie temporaire du cœur, avec augmentation du volume et du poids de l'organe, ce qui porte à admettre chez elles une augmentation de la *vis a tergo* et, partant, de la tension artérielle. D'autre part la circulation veineuse en retour est elle-même gênée par un obstacle mécanique. On retrouve donc pour l'albuminurie des femmes enceintes toutes les causes que nous avons précédemment signalées. La rétinite gravidique reconnaît la même étiologie, ainsi que le prouve, entre autres exemples, le cas de la femme observée par Litzmann (Mackenzie), chez laquelle neuf grossesses consécutives furent compliquées d'urémie et de troubles visuels.

Pour nous, qui admettons l'altération du sang des femmes enceintes comme l'une des causes de leur albuminurie, il ne nous est pas difficile de comprendre pourquoi celle-ci peut se montrer, quoique moins souvent, au début de la gestation, alors que la compression exercée par l'utérus ne peut être mise en cause, aussi bien qu'après la parturition.

Dans l'albuminurie des femmes enceintes, on ne trouve pas de lésion vasculaire; c'est pourquoi, dans bon nombre de ces cas, la rétinite peut guérir sans laisser de traces; c'est pourquoi encore les apoplexies sont ici moins abondantes et peuvent faire complétement défaut.

Ce qui vient d'être dit de l'altération chimique du sang dans la grossesse s'applique exactement à certaines pyrexies et surtout à la scarlatine. Tout ce que nous avons à ajouter au sujet de cette dernière affection, c'est que, bien que l'albuminurie scarlatineuse s'accompagne généralement d'anasarque, on connaît des cas d'albuminurie sans anasarque et d'anasarque sans albuminurie. Il est important de se rappeler ces faits pour ne pas émettre de doutes sur l'origine scarlatineuse de certaines rétinites; la rétinite est d'ailleurs beaucoup moins commune dans la scarlatine que dans la grossesse.

Signes ophthalmoscopiques de la rétinite albuminurique en général. — Les signes objectifs importants que révèle l'ophthalmoscope doivent être étudiés dans les différentes parties de la rétine et au niveau de la papille optique. En règle générale, toutes les lésions propres à la rétinite albuminurique siégent au pôle postérieur de l'œil, autrement dit dans la région traversée par les vaisseaux les plus gros et les plus nombreux.

Eu égard aux différentes couches qui composent la rétine, les lésions occupent d'abord la couche des fibres optiques qui est également la couche des troncs vasculaires, et en second lieu les couches externes de cette membrane.

D'après cela, le premier signe qui frappe l'observateur est un gonflement avec aspect nuageux de la papille optique dont les bords deviennent indistincts. Une coloration rose ou gris rougeâtre envahit la totalité du disque optique dont les trois zones de nuance différente disparaissent pour faire place à une coloration rouge uniforme, qui se confond insensiblement avec la coloration rouge du fond de l'œil. Les artères qui émergent du centre de la papille changent peu de volume ou paraissent amincies, tandis que les veines, fortement gorgées de sang et tortueuses dans toute leur étendue, paraissent sur certains points plus noires que de coutume, et sur d'autres points, enfouies dans la nébulosité qui recouvre le tissu de la papille. Cela tient à ce que les différents segments de veines occupent des places différentes selon les points de la rétine; ce caractère témoigne de l'état variqueux de ces vaisseaux. (Voy. fig. 3, pl. II. *Rét. albuminurique.*)

Le nuage dont nous avons parlé déborde de tous côtés la papille et envahit la rétine dans une étendue égale à deux ou trois fois le diamètre de la papille normale. C'est dans cette région qu'on observe des taches apoplectiques entremêlées de plaques blanches qui affectent la forme d'un piqueté ou d'un semis bariolé de rouge et de blanc. A un examen plus attentif on découvre que les unes et les autres ont un aspect strié, qu'elles se terminent en flammèches à leur pourtour et qu'elles suivent le trajet des principaux vaisseaux.

On peut distinguer deux espèces de taches blanches, différant par leur siége et par leur signification anatomo-pathologique.

La première espèce caractérise le début de l'affection; elle consiste en plaques blanches striées, à bords en flammèches, faisant saillie du côté de la limitante antérieure, et côtoyant ou même recouvrant les vaisseaux sur différents points, comme le font les taches apoplectiques qui les accompagnent d'ordinaire. L'analyse miscroscopique, en montrant qu'il s'agit là d'une altération des fibres nerveuses devenues variqueuses et gonflées, explique suffisamment toutes ces particularités.

Les plaques blanches de la deuxième espèce sont arrondies sur leurs bords, plus nettement délimitées que les précédentes, et occupent manifestement les couches profondes de la rétine, car elles sont situées derrière les vaisseaux et dans une partie de la rétine où il n'y a pas de fibres nerveuses, la macula. Ici le microscope montre qu'il ne s'agit plus d'une altération gangliforme des fibres nerveuses, mais bien d'amas granulo-graisseux régressifs ayant pour siége les couches granulaires de la rétine. C'est pourquoi les plaques de la seconde espèce s'observent surtout à une époque avancée de la maladie.

A mesure que la rétinite fait des progrès, on voit des groupes disséminés de plaques blanches s'unir entre eux; c'est ainsi que se forment ces larges plaques blanches chatoyantes qui finissent par entourer le disque optique. Celui-ci devient lui-même de plus en plus terne, parfois même blanc et atrophique.

La macula devient souvent, dans la rétinite albuminurique, le siége d'une altération tout à fait caractérisque : elle est entourée de petits points ou de rayons qui forment une sorte de constellation. L'aspect nacré, chatoyant, le reflet brillant de cette constellation donnent à ce caractère ophthalmoscopique une importance d'autant plus grande qu'il peut, avec un certain degré d'amblyopie, constituer le seul signe d'une rétinite albuminurique, et même cela peut ne se montrer que sur un œil. C'est ce que nous avons observé tout récemment encore sur un malade qui nous avait été adressé par notre collègue de l'hôpital Lariboisière, M. Ollivier. Ce malade, d'une bonne constitution, sans aucun symptôme extérieur d'albuminurie, se plaignait seulement de dyspepsie, de vertiges et d'un affaiblissement progressif, mais encore peu accentué, de la vision de l'œil gauche. A l'examen ophthalmoscopique, nous avons trouvé de ce côté un sablé blanc très-fin, circummaculaire, sans aucune autre altération du fond de l'œil. L'œil droit ne présentait rien de particulier. Notre diagnostic fut celui-ci : « Rétinite albuminurique avec troubles gastriques et vertiges d'origine probablement urémique. » L'examen des urines fait par notre collègue, en y démontrant la présence de l'albumine avec abaissement du chiffre de l'urée, confirma notre diagnostic, déduit simplement de la présence du piqueté blanc dans la région de la macula.

Au sujet de ce reflet caractéristique de l'albuminurie, il faut se garder de le confondre avec le reflet argenté qui se montre physiologiquement autour de la macula chez certains individus jeunes et dont le fond de l'œil est très-pigmenté. Il suffit de connaître ce fait pour éviter l'erreur, tellement l'aspect est différent dans les deux cas. (Voy. p. 59). D'ailleurs, s'il s'agit du reflet, il n'y a aucune raison pour que l'acuïté visuelle soit altérée.

Diagnostic. — Il faut éviter de confondre la rétinite albuminurique avec une rétinite par stase. L'aspect ophthalmoscopique diffère essentiellement dans les deux cas, et l'on se demande comment une pareille erreur peut être commise; mais Græfe lui-même (1), dans un cas, a pris une névro-

(1) SCHMIDT und WEGNER, in *Archiv für Ophth.* XV, 3, p. 253.

rétinite par compression (gliosarcome du cerveau) pour une névro-rétinite albuminurique, et chez un second malade il a commis l'erreur inverse. Une pareille méprise, facile à éviter si l'on tient compte de l'ensemble des signes ophthalmoscopiques de la rétinite albuminurique, serait à la rigueur permise dans les cas rares où l'on ne rencontre que de l'œdème, sans hémorrhagie ni plaque blanche en aucun point de la rétine. Mais ces cas sont très-rares, et en leur présence on est en droit de se demander s'il ne s'agit pas là, non d'une rétinite albumineuse sans signes ophthalmoscopiques suffisants, mais d'une névrite optique et d'une albuminurie, toutes deux de cause cérébrale par maladie du bulbe et de la protubérance, autrement dit provenant d'une lésion du plancher du quatrième ventricule, comme dans les expériences bien connues de Cl. Bernard où l'on voyait survenir une albuminurie traumatique. Alors même qu'une rétinite albuminurique type viendrait compliquer une névro-rétinite préexistante, il ne faudrait pas en conclure immédiatement que l'on s'était trompé de diagnostic et que l'on avait méconnu la nature de l'affection. En effet, une lésion cérébrale donnant lieu à une névrite optique pure peut entraîner plus tard de l'albuminurie avec rétinite de même nature.

Troubles fonctionnels. — Dans la rétinite albumineuse, les troubles fonctionnels se réduisent à une diminution, rarement à une perte de la vue. La vision centrale est surtout altérée et même elle peut s'éteindre brusquement lorsque les lésions se montrent sur la macula.

Le plus souvent, au moins au début, le malade se plaint peu de la diminution de son acuïté visuelle; aussi l'affection peut passer inaperçue pour le malade et n'être reconnue qu'à l'ophthalmoscope, alors que les lésions ont déjà acquis une certaine gravité. Cette marche lente, insidieuse, de l'affection est en quelque sorte propre à la rétinite albuminurique.

Par contre, il est des cas où, avec une forte amblyopie, on trouve peu de lésions rétiniennes : à peine une ou deux taches hémorrhagiques, quelques taches blanches caractéristiques, et c'est tout. C'est qu'ici la nature des lésions, variable suivant les cas, et la qualité des éléments rétiniens qui sont principalement altérés importent plus que l'étendue de ces mêmes lésions en surface.

Une autre particularité propre à la rétinite brightique, c'est qu'elle existe presque toujours sur les deux yeux à la fois, bien qu'elle se trouve en général plus marquée d'un côté que de l'autre.

La *dyschromatopsie* ne s'observe que dans les cas graves et invétérés de l'affection, alors que le nerf optique a souffert lui-même dans sa nutrition.

Anatomie pathologique. — Pour donner aux signes précédents toute leur valeur séméiotique, il faut en déterminer la nature par l'examen microscopique des tissus malades. Les lésions varient avec la forme et surtout avec le degré d'ancienneté de la rétinite, cependant on peut les réduire à ce qui suit.

Les fibres nerveuses se gonflent et deviennent variqueuses, au point que, sur des coupes perpendiculaires, on croirait avoir affaire à des cellules ganglionnaires, d'où le nom d'altération gangliforme donné à cette lésion; pour éviter cette confusion de langage, il est préférable de l'appeler altération variqueuse des fibres nerveuses. Ces varicosités s'observent aussi sur des rétines saines, mais à un moindre degré, par suite de la décomposition cadavérique; elles n'ont donc toute leur valeur que si les coupes ont été faites sur des yeux frais, peu de temps après la mort. Quant à la cause de cette altération des fibres sur le vivant, elle semble dépendre d'un phénomène d'imbibition, dû à l'épanchement d'un liquide séro-albumineux dans la trame de la rétine. Ce liquide se coagule en partie sous l'influence des réactifs, des solutions chromiques en particulier; il ne se colore que très-faiblement par le carmin et par la purpurine.

On voit maintenant pourquoi, dans les points où les fibres nerveuses prédominent, comme au niveau de la papille, le tissu de la rétine paraît gonflé, et pourquoi, dans les points où l'altération variqueuse des fibres se traduit par l'existence de plaques d'un blanc grisâtre, superficielles, faisant saillie sous la limitante antérieure, les vaisseaux rétiniens cessent d'être visibles à l'ophthalmoscope.

Une autre lésion de la rétinite albuminurique consiste dans une dissociation avec épaississement hyperplasique des fibres de Müller; c'est une prolifération des éléments granulaires qui les composent. Cette prolifération des fibres radiées s'observe surtout au niveau de la limitante antérieure, bien qu'elle occupe toutes les couches de la rétine jusqu'à la limitante externe, ainsi que la tunique adventice des vaisseaux (Leber (1), Sæmisch) (2) dont les parois sont, à cause de cela, notablement augmentées d'épaisseur.

Les hémorrhagies que nous avons signalées le long des

(1) Leber, *Archiv f. Ophthalm.* XIV, 2, p. 333.

(2) Sæmisch, *Beiträge zur normalen und path. Anatomie des Auges*, Leipzig, 1862, p. 18 et 25.

vaisseaux peuvent être poursuivies parfois jusque dans la couche granuleuse interne, très-rarement au delà. Les foyers hémorrhagiques les plus superficiels sont généralement les plus grands; ceux qui occupent les couches profondes de la rétine offrent un volume beaucoup moindre. Les premiers, généralement striés, ont des bords irréguliers ou finement radiés, par suite de l'infiltration du sang dans les interstices des fibres nerveuses; les seconds ont une forme arrondie avec des limites bien nettes, à cause de la disparition lacunaire du tissu conjonctif, qui entoure les éléments globulaires de la rétine.

Ces foyers hémorrhagiques ne sont autre chose que des amas d'hématies d'autant plus altérées et d'autant plus crénelées que l'hémorrhagie est de date plus ancienne. Avec le temps, le sang épanché peut se résorber complétement, mais le plus souvent le tissu de la rétine conserve en ce point un aspect légèrement opalescent. Ajoutons, pour terminer ce qui a trait aux hémorrhagies, que le sang épanché reste parfois enfermé dans la gaîne lymphatique des vaisseaux qu'il distend sans en sortir.

On a fait appel à la dégénérescence athéromateuse ou granulo-graisseuse des vaisseaux pour expliquer la tendance des vaisseaux rétiniens à se rompre sous l'influence de l'impulsion cardiaque. Cela peut s'appliquer aux plus gros vaisseaux, mais quant aux capillaires, nous avons constaté, comme Hulke, des dilatations anévrysmales, sacciformes, ampullaires ou fusiformes, et rien de plus. La transparence des minces parois de la poche anévrysmale semble exclure toute idée d'une altération graisseuse quelconque.

Les lésions rétiniennes précédemment décrites appartiennent à la première période de la rétinite albuminurique. Plus tard, le tissu de la membrane nerveuse éprouve des altérations régressives dont il nous reste à parler. L'une de ces altérations est la sclérose par plaques, qui atteint les fibres nerveuses comme les fibres radiées. C'est à cette sclérose qu'est due l'étoile blanche qui caractérise la rétinite brightique.

A une époque avancée de la maladie, on voit apparaître une autre altération régressive consistant dans la présence de globes graisseux volumineux et granuleux qui ont pour siége les couches externes de la rétine et en particulier la couche intergranulaire. Nous possédons cependant une préparation dans laquelle ces globes existent sans altération appréciable des autres couches de la rétine. A mesure que les éléments graisseux s'accumulent, on les voit gagner de proche en proche, et ils finissent par envahir les deux couches externe et interne des grains, ainsi que les cônes, les cellules ganglionnaires et les fibres optiques elles-mêmes. Pour les bien étudier, il faut traiter les coupes, pendant un temps relativement court, par l'acide osmique, qui a la propriété de les rendre noirs, alors que les autres éléments anatomiques, et en particulier les amas de matière séro-albumineuse, ne subissent pas de changement de coloration. L'action plus longtemps prolongée de l'acide osmique nous a paru moins avantageuse, parce qu'elle donne à toute la rétine une coloration foncée; dans ce cas, les amas graisseux tranchent moins sur les parties qui les entourent. Si, avant de faire agir l'acide osmique, on a soin de colorer les pièces avec la purpurine ou le carmin, on obtient des pièces très-belles et très-démonstratives.

Ces masses graisseuses, disséminées dans le tissu de la

rétine, se caractérisent à l'ophthalmoscope par un reflet plus blanc et plus nacré que les plaques dues à l'altération variqueuse et sclérosique des fibres nerveuses; elles sont également caractérisées par leur siége profond; elles sont placées derrière les vaisseaux de la rétine.

Telles sont les lésions fondamentales que l'on rencontre dans la rétinite albuminurique. On a signalé en outre la destruction par places du pigment choroïdo-rétinien qui émigre dans la direction des plaques blanches (Schweigger). Plus rarement la chorio-capillaire de la choroïde devient elle-même le siége d'une altération scléreuse (H. Müller). On a parlé enfin d'une hyperplasie des éléments cellulaires du corps vitré dans le voisinage de la rétine, bien que l'ophthalmoscope ne démontre aucune altération de la transparence des milieux de l'œil. Le décollement de la rétine ne se montre qu'à titre d'exception.

Pronostic. — Le pronostic de cette affection est généralement grave, en ce sens que l'altération de la rétine se lie le plus souvent à une altération profonde des reins et à une albuminurie persistante. Dans le cas d'albuminurie passagère et curable, comme celle qui est due à la grossesse, à la scarlatine, à un refroidissement, à la suppression brusque des règles, à la dyspepsie ou à une contusion de la région lombaire, l'affection rétinienne est susceptible de guérison. C'est ainsi que l'accouchement, en mettant un terme à l'albuminurie gravidaire, amène souvent la guérison complète de la rétinite. Pour cela, il faut évidemment que les lésions rétiniennes n'aient pas atteint la période régressive.

Traitement. — Le traitement doit être distingué en général et local.

Le traitement général est celui de l'albuminurie et de ses différentes formes.

Le traitement local ne peut être véritablement efficace qu'au début, alors qu'il s'agit de troubles purement inflammatoires, sans atrophie bien marquée. Seulement, comme il s'agit ici d'individus dyscrasiques, il faut ne se servir des débilitants, et en particulier des émissions sanguines, qu'avec prudence. Le repos des yeux, les ventouses Heurteloup appliquées aux tempes, et des révulsifs cutanés et intestinaux feront seuls les frais du traitement.

HUITIÈME LEÇON

SOMMAIRE. — Rétinite diabétique. — Pathogénie. — Symptômes. — Diagnostic. — Traitement. — Rétinite polyurique. — Rétinite leucémique. — Caractères ophthalmoscopiques. — Anatomie pathologique. — Pronostic. — Traitement.

Chez les malades affectés de diabète sucré, cela ne fait plus aucun doute aujourd'hui, la rétine peut devenir le siége de lésions analogues à celles que l'on observe dans l'albuminurie. La rétinite glycosurique se montre dans les cas graves de diabète, lorsque les troubles nutritifs et l'amaigrissement général ont fait de rapides progrès.

Th. Leber (1) n'a pu réunir que 19 cas de rétinite glycosurique, et encore plusieurs des observations manquent de détails suffisants. Dans ces cas, l'examen des urines n'a pas toujours été fait d'une manière bien complète, et parmi ceux dans lesquels cet examen a été approfondi, il y en a où l'on a trouvé, en même temps que le sucre, de l'albumine. Aussi certains observateurs ont-ils pu soutenir que la rétinite des glycosuriques se rattachait, aussi bien par ses caractères ophthalmoscopiques que par son étiologie, non pas au diabète, mais à l'albuminurie. Cette manière de voir, qui est la nôtre, ne saurait toutefois être généralisée, ainsi que

(1) TH. LEBER, *Ueber die Erkrankungen des Auges bei Diabetes mellitus*, in *Archiv f. Ophthalm.* XXI, 3, p. 206 à 337, année 1875.

le prouvent deux faits cités par Desmarres (1), et dans lesquels l'examen des urines avait été fait par Bouchardat et Mialhe, un troisième fait cité par Noyes (2), et un quatrième qui appartient à Haltenhoff (3). Dans ces deux dernières observations, les urines furent analysées souvent sans que jamais on ait pu y découvrir la moindre trace d'albumine. Dans le cas de Noyes, la quantité de l'urée fut notée, et elle était normale.

On peut objecter à cela, comme l'a fait Demarres, que l'albuminurie, étant parfois intermittente, a pu échapper à l'observation; mais cette objection est difficile à soutenir devant les examens minutieux et répétés des urines, faits par Noyes et par Haltenhoff. Nous conclurons d'après cela que si la rétinite glycosurique semble liée le plus souvent à une néphrite concomitante ou consécutive, d'autres faits nous obligent cependant à ne pas refuser au diabète la possibilité d'engendrer une rétinite spéciale, en dehors de toute complication d'albuminurie.

Une autre question se présente à l'esprit au sujet de la pathogénie de la rétinite qui nous occupe. Le diabète, l'albuminurie et la rétinite diabétique ne seraient-ils pas tous les trois sous la dépendance d'une seule et même lésion siégeant dans le bulbe et la protubérance annulaire, comme cela s'est montré dans les expériences bien connues de Cl. Bernard? A cela nous répondrons que les lésions oculaires d'origine cérébrale sont caractérisées par une névrite ou une névro-rétinite, et rarement par une rétinite avec production

(1) DESMARRES, *Traité théorique et pratique des mal. des yeux*, 2e édit., Paris, 1858, t. III, p. 521-526.

(2) NOYES, *Retinitis in glycosuria. Transactions of the Am. ophthalm. Society*, 4 *and* 5 *annual meeting*, New-York, 1869, p. 71-75.

(3) HALTENHOFF, *Retinitis hemorrhagica bei Diabetes mellitus*, Zehend. B. XI, p. 291-298, 1873.

de plaques blanches et de plaques apoplectiques, comme on l'observe dans la rétinite du diabète. Disons toutefois que, d'après Galezowski (1), l'atrophie du nerf optique accompagne assez souvent la rétinite glycosurique.

Les *signes ophthalmoscopiques* de la rétinite diabétique ne diffèrent pas essentiellement, nous l'avons dit déjà, de ceux de la rétinite albuminurique. Comme eux ils sont variables, non-seulement suivant les cas, mais aussi dans les différentes périodes de la maladie. Parfois on trouve simplement des *apoplexies rétiniennes* qui peuvent ultérieurement s'accompagner ou non de *plaques blanches* rétiniennes et d'*hémorrhagies* dans le corps vitré. Dans d'autres cas, ces deux ordres de lésions, foyers apoplectiques et taches blanches, coexistent. Les unes et les autres ont souvent pour siége le voisinage de la macula (Cusco (2) et Noyes) (3). D'après Leber (4), les plaques blanches de la rétinite glycosurique se présentent sous la forme de points qui ont moins de tendance que dans la rétinite albuminurique à se confondre entre eux pour former de larges plaques blanches. Mais ce caractère ne nous paraît pas avoir grande importance pour le diagnostic différentiel. Disons en terminant que dans l'un des cas observés par Galezowski il survint une complication de glaucome hémorrhagique sur un seul œil, alors que les deux yeux avaient été antérieurement affectés de rétinite glycosurique. L'auteur ne spécifie pas si cette dernière affection était caractérisée uniquement par des épanchements apoplectiques ou s'il y avait en même temps des plaques blanches.

(1) GALEZOWSKI, *Traité des mal. des yeux*, p. 643, Paris, 1875.
(2) COURTOIS, thèse de Paris, 1868, p. 33.
(3) *Loc. cit.*
(4) *Loc. cit.*, p. 259.

Les *troubles visuels* qui se montrent dans la rétinite glycosurique ne diffèrent en rien de ceux qu'on observe dans la rétinite albuminurique, aussi nous les passerons sous silence.

Diagnostic. — Le diagnostic différentiel de ces deux espèces, au moins très-voisines, de rétinites ne pourra se faire sans l'examen attentif et réitéré des urines. Il faut se rappeler que le sucre et l'albumine peuvent se montrer dans l'urine d'une façon intermittente. On évitera ainsi bien des erreurs d'interprétation.

Traitement. — Le traitement sera celui du diabète, combiné avec celui de l'albuminurie, si les deux états se compliquent mutuellement.

Rétinite polyurique.

Nous ne dirons que quelques mots de la *polyurie* ou *diabète insipide* comme cause de rétinite hémorrhagique, vu la rareté des faits publiés jusqu'à ce jour, et aussi parce que les taches apoplectiques que l'on rencontre alors vers la périphérie de la rétine ne s'accompagnent pas de troubles de la vue. Galezowski dit avoir observé deux cas de ce genre, l'un dans le service de Hérard à l'Hôtel-Dieu, l'autre dans celui de Lasègue à Necker. (*Loc. cit.*, p. 646.)

Rétinite leucémique.

C'est à Liebreich (1) que nous devons la connaissance de cette variété de rétinite apoplectique; il en a publié 6 cas;

(1) Liebreich, *Atlas d'ophthalmologie*, p. 29, pl. X.

7 nouveaux sont venus s'y ajouter depuis, ce qui fait 13 cas aujourd'hui connus. De l'ensemble de ces faits il résulte que c'est dans la forme splénique de la leucocytose que se montre cette rétinite.

Caractères ophthalmoscopiques. — La papille est décolorée, entourée d'une zone trouble, pâle et striée, surtout prononcée en haut et en bas, dans le sens des vaisseaux. Les vaisseaux sont d'un rose pâle, enfouis çà et là dans la nébulosité péripapillaire. Les artères sont ténues, les veines, au contraire, sont manifestement augmentées de volume et décrivent des flexuosités.

Le fond de l'œil offre une coloration orange pâle qui se montre surtout lorsque l'on se sert d'un éclairage faible (Otto Becker) (1). On trouve des apoplexies arrondies, jaunâtres, bordées de rouge, et des amas de taches blanches brillantes, ayant pour siége de prédilection le pourtour de la macula, ainsi que les parties antérieures de la rétine, vers l'ora serrata. Ce siége périphérique des apoplexies, joint à la décoloration du fond de l'œil et aux autres symptômes précédemment énoncés, peut faire diagnostiquer la rétinite leucémique. Ce diagnostic devra toujours être complété par l'examen microscopique du sang et par l'examen de la rate qui est augmentée de volume.

Anatomie pathologique. — Le trouble péripapillaire signalé pendant la vie tient à une infiltration œdémateuse de la rétine. La coloration orange pâle ou chamois du fond de l'œil, de même que la coloration pâle des vaisseaux et des foyers apoplectiques, est manifestement due à ce fait que le

(1) OTTO BECKER, *Archiv f. Augen u. Ohrenheilkunde*, t. I, p. 94.

sang qui circule dans les vaisseaux de la rétine et de la choroïde est pauvre en hématies, tandis qu'il contient une grande quantité de globules blancs. Ces apoplexies, d'ailleurs, ne sont pas limitées à la rétine, elles peuvent faire saillie dans le corps vitré ou, au contraire, se produire en arrière, du côté de la choroïde, qui devient parfois le siége d'hémorrhagies isolées.

Recklinghausen, ayant examiné au microscope les taches blanches de la rétine (Liebreich, *loc. cit.*), les a trouvées constituées par des varicosités avec sclérose des fibres optiques, ainsi que cela s'observe dans la rétinite albuminurique. Schweigger (1) a trouvé un épanchement en nappe entre la limitante interne et la membrane hyaloïde. Th. Leber (2), étudiant de son côté les caractères histologiques des hémorrhagies rétiniennes, les a décrites comme des amas de globules blancs ayant refoulé le tissu conjonctif de la rétine sans y déterminer aucune dégénérescence graisseuse. Pour lui, ces amas leucocytiques doivent être considérés, non comme de simples épanchements, mais comme de véritables petites tumeurs lymphoïdes analogues à celles que l'on trouve dans d'autres parties du corps chez les leucocythémiques. Quant à leur mode de production, Leber soutient la théorie de la migration ou diapédèse.

D'après Heymann (3), les extravasats sanguins abondants s'étalent de préférence dans la couche ganglionnaire.

En 1870, Perrin a montré à la Société de chirurgie deux yeux atteints de rétinite leucémique et dont le fond était

(1) SCHWEIGGER, *Varlesungen über des Augenspiegel*, p. 111.
(2) TH. LEBER, *Klinische Monatsblätter*, t. VII, p. 312.
(3) HEYMANN, *Archiv f. Ophthalm.* VIII, 1, p. 183.

occupé par des amas de leucocytes et de graisse disposés en foyer dans la rétine et faisaient une notable saillie dans le corps vitré sous forme de grains miliaires. Poncet, de son côté, a fait l'examen histologique d'un autre œil également présenté par Perrin (1) à la Société de chirurgie. Pendant la vie, on avait noté des taches apoplectiques de la rétine; il n'y avait ni taches blanches ni autres productions pathologiques. L'examen macroscopique permit à Poncet de constater la transparence absolue du corps vitré et de nombreuses apoplexies rétiniennes, jusqu'à cent et plus, dispersées suivant des rayons partant de la papille. Ces apoplexies étaient beaucoup plus abondantes vers le pôle postérieur qu'au niveau de l'équateur. — C'était le contraire dans les faits antérieurement publiés. — Le centre de chaque tache était occupé par un point blanc de la grosseur d'un grain de millet, très-distinct au milieu d'une auréole rouge.

L'examen microscopique, fait après macération dans la liqueur de Müller, a donné les résultats suivants :

La *papille*, très-saillante, est infiltrée d'une grande quantité de globules blancs. C'est principalement autour des vaisseaux et dans leur gaîne lymphatique que les leucocytes s'amassent au point de les comprimer et de les aplatir. Il en existe également entre les fibres nerveuses, en même temps que des globules rouges en petit nombre.

La *rétine* est le siége d'apoplexies, principalement dans sa couche antérieure, immédiatement au-dessous de la limitante antérieure qui se trouve soulevée par places. Le centre de ces hémorrhagies est occupé par des globules blancs, leurs bords et leur fond par des globules rouges.

(1) PERRIN, *Gazette des hôpitaux*, 1874, p. 419.

En allant vers les couches extérieures de la rétine, on voit les épanchements diminuer ; ces épanchements cessent même d'exister à partir de la couche externe des grains. A ce niveau les globules rouges deviennent plus abondants que les blancs.

Outre les éléments figurés du sang, Poncet décrit dans la limitante interne des globes colloïdes contenant une ou deux taches hématiques et simulant des noyaux. Pour cet auteur, ce serait des amas fibrineux altérés, devenus colloïdes et englobant une ou deux hématies. Les cellules ganglionnaires sont intactes ; il n'y a donc pas de dégénérescence colloïde de ces éléments nerveux. Les deux couches des grains et la substance granulée intermédiaire sont également intactes ; il en est de même de la presque totalité des cônes et des bâtonnets.

Nulle part il n'y avait de reticulum lymphoïde, preuve qu'il s'agit bien ici de simples extravasa et non d'amas néoplasiques lymphoïdes. Sur la rétine et sur la papille, c'est le long des vaisseaux et dans leur gaîne lymphatique qu'on trouve surtout les épanchements leucocytiques et hématiques. En outre, et cela offre beaucoup d'importance, près des points par lesquels les vaisseaux ont livré passage aux globules épanchés, ces vaisseaux sont dilatés et gorgés de globules blancs. Ce sont là de véritables infarctus formés par des amas de globules blancs. Ces globules, en gênant la circulation, doivent favoriser en certains points la diapédèse et ailleurs la rupture des parois vasculaires.

Dans la *choroïde* il n'existe pas de globules blancs en dehors des vaisseaux. Les artérioles et les capillaires en sont gorgés, et il existe par places de véritables obstacles à la circulation. Nulle part il n'existe le moindre reticulum lymphoïde. On ne rencontre de lésions choroïdiennes importantes que dans les points correspondant aux apoplexies rétiniennes profondes, où l'épithélium polygonal paraît desquamé et adhérent par places à la rétine.

Le *corps vitré* conserve son aspect normal ; il existe cependant une adhérence par places entre la membrane hyaloïde et la limitante interne, plus une altération colloïde avec prolifération du corps cellulaire que l'on rencontre normalement à la face interne de l'hyaloïde.

Les tubes nerveux du *nerf optique* sont englobés de toutes parts par des amas de leucocytes disposés en séries dans les espaces occupés normalement par les vaisseaux. Les fibres nerveuses sont saines pour la plupart et la névroglie est exempte de toute prolifération.

Telles sont les lésions observées dans le segment postérieur de l'œil. Quant au segment antérieur, en dehors d'une surabondance des globules blancs à l'intérieur des vaisseaux sanguins, on n'y rencontre aucune lésion appréciable.

En résumé, ce qui frappe dans ce cas, comme dans celui étudié par Leber, c'est l'intégrité absolue des éléments propres de la rétine. Nulle part il n'y avait prolifération de la névroglie ni altération variqueuse des fibres nerveuses. Une pareille intégrité des éléments nerveux de la rétine est de nature à établir une différence histologique tranchée entre la rétinite leucémique et la rétinite albuminurique. Toutefois cela peut ne pas être constant, témoin l'observation de Recklinghausen (sclérose des fibres nerveuses), la première observation de Perrin et celle d'Otto Becker (plaques graisseuses). Pour expliquer ces divergences, deux hypothèses peuvent être faites : ou bien, que les lésions anatomiques varient avec le degré d'ancienneté de la maladie, ou bien que la rétinite est parfois sous la dépendance d'une albuminurie qui vient compliquer la leucémie. Cette dernière supposition est basée sur ce fait que, dans le cours de la leucémie, le rein peut devenir le siége de productions lymphoïdes, ainsi que les autres viscères. Dans l'observation de Perrin et Poncet, il est dit positivement que le malade eut pendant une certaine période de l'albumine dans les urines. Les reins étaient hypertrophiés et altérés par la production de nombreuses petites tumeurs lymphatiques.

Le *pronostic* et le *traitement* de cette rétinite empruntent le premier sa gravité et le second son inefficacité au caractère de la maladie générale, la leucocytose.

NEUVIÈME LEÇON

SOMMAIRE. — Rétinite syphilitique. — Troubles fonctionnels. — Signes ophthalmoscopiques. — Diagnostic. — Pronostic. — Causes. — Traitement.

La rétinite syphilitique présente des caractères peu tranchés et pour ainsi dire négatifs, eu égard aux autres variétés de rétinite. Elle se lie aux manifestations dites précoces ou secondaires, et il est beaucoup plus rare ou même exceptionnel de la voir se manifester à la période tardive ou tertiaire de la syphilis.

Bien qu'elle puisse se montrer d'emblée, il est de règle, toutefois, de voir la rétinite succéder à une iritis spécifique. Tantôt il s'agit d'une iritis aiguë bien caractérisée, d'autres fois d'une iritis subaiguë presque latente, et qui n'est dévoilée que par de tout petits dépôts de pigment uvéen sur la cristalloïde antérieure ou par des synéchies postérieures à peine visibles et que l'on ne peut découvrir qu'après avoir dilaté la pupille au moyen de l'atropine. Pour notre compte, nous avons vu très-rarement les signes de l'iritis faire totalement défaut. On comprendra parfaitement l'importance de ce fait, si nous disons que toute trace d'iritis constitue pour le diagnostic un argument important en faveur de la nature syphilitique de la rétinite. En effet, dans l'affection qui nous occupe, le tractus uvéal est assez souvent intéressé dans toute son étendue pour qu'on ait pu considérer la maladie non comme une simple rétinite, mais comme une véritable rétino-choroïdite syphilitique. On conçoit donc combien il importe, en pareil cas, de rechercher les moindres altérations de l'iris et en particulier celles de sa couche uvéale.

Le début de la rétinite syphilitique est très-souvent latent, d'autant plus que dans bien des cas l'iritis qui la précède en masque les premiers symptômes. Cela revient à dire qu'il faut toujours être sur ses gardes et que, étant donnée une iritis syphilitique, il faut, dès que cela est possible, voir si le fond de l'œil ne participe pas lui-même à la phlegmasie de l'iris. En effet, les malades atteints de rétinite syphilitique se plaignent surtout d'une diminution de l'acuïté visuelle, d'un voile qui leur cache les objets et les rend moins distincts. Il y a peu de douleur, sauf un sentiment de tension et de lourdeur dans l'œil; il existe rarement des douleurs oculaires et périorbitaires vives. De même la photopsie a manqué souvent chez les malades soumis à notre observation, bien que Galezowski dise l'avoir fréquemment notée. (*Loc. cit.* p. 649.)

La photophobie est également très-modérée, sauf par moments, lorsque l'individu s'expose à une lumière par trop vive et qu'il est sous le coup d'une recrudescence de son affection.

Plusieurs de nos malades se sont plaints, surtout à une période avancée de la maladie, de scotomes mobiles ou mouches volantes qui contribuent à obscurcir le champ visuel.

La perception des couleurs peut être elle-même altérée.

Extérieurement l'œil peut conserver son aspect normal, rien de ce côté ne dévoile parfois la lésion grave dont la rétine est le siége.

Le tonus de l'œil est tantôt augmenté, tantôt faiblement diminué; dans d'autres cas, il reste normal au moins pour quelque temps.

Les signes ophthalmoscopiques sont importants non-seulement par eux-mêmes, mais aussi parce qu'ils remplissent en partie la lacune laissée par l'anatomie pathologique, mal connue jusqu'ici. La papille paraît au début recouverte d'une nébulosité qui en rend les contours indistincts. Cette nébulosité recouvre également les vaisseaux centraux et les suit jusqu'au voisinage de la macula. Au delà, le fond de l'œil, bien qu'un peu trouble, apparaît cependant avec une plus grande netteté, et l'on peut distinguer, jusqu'à un certain point, les détails de la choroïde. On voit, d'après cela, que la maladie semble se localiser de préférence au pôle postérieur, surtout dans la région de la papille et de la macula. Il est important de noter que la papille ne se montre pas gonflée comme dans d'autres variétés de rétinite, en particulier dans la rétinite albuminurique, ce qui nous a porté à nous demander si la nébulosité précédemment décrite tient réellement à un œdème du nerf optique et de la rétine, comme on le pense généralement, ou si elle ne serait pas due plutôt à une altération de transparence des couches postérieures et centrales du corps vitré. En effet, en se servant d'un éclairage faible, au miroir dépoli ou au miroir plan, et en faisant l'examen sans loupe, autrement dit à l'image droite, on découvre constamment, au centre de la nébulosité qui voile la papille et la macula, une infinité de petites opacités grisâtres rappelant, comme le dit très-bien de Wecker (1), surtout lorsqu'elles sont en mouvement, « des flots de

(1) De Wecker, *Atlas d'ophthalmoscopie, etc.*, p. 126.

poussière balayée par le vent ». Ce que cet auteur ajoute au sujet de ce pointillé nous paraît caractéristique, aussi nous tenons à citer ce passage : « Le pointillé du corps vitré présente encore ce caractère particulier : qu'il peut augmenter ou diminuer d'intensité en quelques heures et qu'il disparaît complétement dès que le tissu rétinien tend à reprendre franchement sa transparence. C'est probablement à cette période de la maladie que Mauthner (1) aura examiné le corps vitré au microscope et l'aura trouvé tout à fait intact, car nous regardons ce pointillé comme un signe concomitant constant de la maladie dont nous traitons. »

La macula ne devient le principal siége de la lésion que dans cette variété décrite par Græfe (2) sous le nom de *rétinite centrale à récidives*. La nébulosité centrale siége alors au niveau de la macula, et si elle s'étend du côté de la papille, elle n'envahit que le côté externe du disque optique, en laissant le reste assez visible. Les poussées qui caractérisent cette forme de rétinite syphilitique durent quelques jours seulement et se répètent par intervalles de quinze jours à un mois, de façon, parfois, à faire traîner la maladie indéfiniment en longueur. La vision centrale est plus fortement atteinte dans cette variété que dans la variété péripapillaire.

A part une légère turgescence avec flexuosité des veines, les vaisseaux centraux offrent peu de changement, dans la rétinite syphilitique, au début. Nous savons bien qu'on a parlé d'hémorrhagies et de plaques blanches dues à une altération graisseuse ou variqueuse des éléments nerveux, comme dans la rétinite albuminurique; mais pour notre

(1) Mauthner, *Lehrbuch der Ophthalmoscopie*, p. 373.
(2) Græfe, *Arch. f. Ophthalm.* X, 2, p. 137.

compte, et en cela nous sommes d'accord avec de Wecker, il ne nous a jamais été donné de les observer. Nous nous demandons si, dans les cas de ce genre, il ne s'agissait pas de syphilitiques devenus albuminuriques, et chez lesquels il se serait montré une véritable rétinite brightique plutôt qu'une rétinique syphilitique pure. Cette question doit rester en suspens jusqu'à ce que des faits nouveaux et irrécusables viennent démontrer la possibilité de l'apparition des apoplexies et des plaques blanches dans l'affection qui nous occupe.

Tels sont les signes ophthalmoscopiques de la rétinite syphilitique au début. Plus tard, à mesure que la maladie se prolonge ou qu'elle entre en résolution, d'autres signes viennent s'ajouter aux précédents; c'est ainsi qu'il nous a été donné d'observer le ramollissement progressif du globe (hypotonie) avec fluidification de l'humeur vitrée et présence de flocons brunâtres analogues à ceux qu'on rencontre dans différentes formes de choroïdite, et en particulier dans la choroïdite myopique, avec cette différence, toutefois, qu'ici les flocons se montrent généralement plus fins et moins abondants que dans la scléro-choroïdite postérieure.

Une fois les milieux de l'œil devenus clairs, on aperçoit de fins dépôts de pigment dans les parties précédemment troublées de la rétine, en même temps que des plaques décolorées de la choroïde. Cet état a été décrit sous le nom de macération du pigment choroïdien. Tout cela montre bien évidemment, comme nous l'avons dit en commençant, que la choroïde participe à l'affection de la rétine et que le nom de rétino-choroïdite lui convient parfaitement.

Dans les mêmes conditions, il n'est pas rare d'observer

une décoloration avec *atrophie de la papille* en même temps que les vaisseaux centraux, devenus filiformes, témoignent de l'atrophie du tissu propre de la rétine. On peut admettre qu'en pareil cas il s'est ajouté à la rétinite un certain degré de névrite ayant entraîné par la suite l'atrophie du nerf.

Diagnostic. — Les caractères ophthalmoscopiques, joints aux signes de l'iritis lorsque celle-ci existe, ne peuvent laisser de doute sur le diagnostic. Il faut chercher avec le plus grand soin à reconnaître le fin pointillé pigmentaire de la cristalloïde antérieure. Ce pointillé est souvent disposé en cercle ou en arc de cercle et se voit surtout bien après la dilatation de la pupille par l'atropine. Les points noirs sont parfois si fins et si rares, qu'ils échappent à l'examen du cristallin à l'éclairage oblique, lorsque le cristallin projette une trop grande quantité de lumière. En pareil cas, un éclairage latéral faible, tel qu'on l'obtient en se servant d'un miroir plan ou dépoli et en se plaçant tout à fait de côté pour que la faible lueur projetée par le miroir rase pour ainsi dire la face antérieure du cristallin, permettra de découvrir les dépôts pigmentaires les plus fins. Si alors on place la lentille assez près de la cornée pour qu'elle agisse comme une loupe, on grossit de la sorte les dépôts pigmentaires et on les rend beaucoup plus visibles.

Le début lent et indolent de la rétinite constitue un autre caractère qui n'est pas de moindre valeur pour le diagnostic que les précédents. Ajoutons que la rétinite syphilitique atteint habituellement un seul œil; la rétinite centrale de Graefe fait seule exception à cette règle.

Déjà d'autres signes de syphilis constitutionnelle préexistants ou concomitants ne laissent subsister aucun doute sur la nature de la maladie de l'œil.

Le *pronostic* est toujours sérieux, en ce sens qu'assez souvent la vue reste définitivement défectueuse, que la maladie est sujette à de fréquentes récidives et qu'elle résiste parfois au traitement spécifique le plus actif et le mieux conçu. Chose singulière, nous avons vu souvent des malades recouvrer au bout d'un temps fort long, un an et plus, une acuïté visuelle très-suffisante alors qu'à l'ophthalmoscope on trouvait la papille blanche, les vaisseaux centraux très-fins et la choroïde parsemée de plaques de décoloration atrophique. Cela s'observe surtout dans les cas où la macula a été respectée. Dans le cas contraire, quoique l'aspect de la papille soit à peu près normal, l'acuïté visuelle reste très-diminuée; cela se voit surtout dans la rétinite centrale de Græfe qui, ainsi que nous l'avons dit, a pour siége la macula.

Causes. — Cette rétinite ne se montre pas chez tous les syphilitiques, elle ne se montre même qu'à titre d'exception; son apparition doit donc être favorisée par des causes adjuvantes. Ces causes sont : une constitution faible, le lymphatisme et un état cachectique auquel s'ajoute l'âge avancé des malades. Toutes ces conditions donnent à la syphilis, comme on sait, un caractère particulier de malignité, et l'on conçoit sans peine qu'elles contribuent à faire éclater la rétinite syphilitique. Un coup, un refroidissement, la fatigue des yeux, l'action d'une lumière vive, en général une excitation locale contribue à faire éclater la rétinite sur un œil souvent à l'exclusion de son congénère. Ce fait prouve évidemment que, à côté de la diathèse syphilitique, des causes locales font sentir leur influence dans le développement de la rétinite spécitique. L'œil se comporte comme les autres parties du corps dans lesquelles les manifestations syphilitiques, les plaques muqueuses par exemple, n'apparaissent qu'autant qu'elles sont appelées par une irritation locale des téguments : c'est ce qui a lieu pour la bouche, la gorge, les organes génitaux, l'anus, l'aisselle, l'ombilic, les espaces interdigitaux des pieds, le sillon thoraco-mammaire chez la femme et le sillon auriculo-mastoïdien.

D'après Hutchinson et Jacob, la syphilis héréditaire pourrait devenir cause de rétinite.

Traitement. — Le traitement peut être général ou local.

Le mercure, seul ou combiné avec l'iodure de potassium, constitue le moyen de traitement par excellence. Lorsque la syphilis est compliquée de scrofule, on doit y ajouter l'huile de foie de morue, le fer et les amers, en recommandant en outre une bonne hygiène. Pour ce qui est du mercure, il faut recourir tout de suite au mode d'administration que l'expérience a montré être le plus efficace : — nous voulons parler des frictions mercurielles ou des injections hypodermiques de sublimé d'après la méthode de Lewyn modifiée par Liégeois. Cette dernière méthode consiste à injecter deux fois par jour sous la peau un gramme de la solution suivante :

Eau distillée	90 gr.
Bichlorure d'hydrargyre	0,20
Chlorhydrate d'ammoniaque	0,10

Récemment on a proposé dans le même but des injections sous-cutanées d'hydrargyrate de peptone. Toujours est-il qu'il faut avoir soin de pratiquer les injections à la région du dos, à une distance suffisante l'une de l'autre et à une certaine profondeur sous la peau, en plein tissu cellulaire, pour éviter les abcès. La douleur produite par l'injection se trouve ainsi presque annihilée.

Les bains de vapeur au calomel et les fumigations cinabrées pourraient rendre aussi de réels services; mais comme ces derniers moyens provoquent une forte congestion vers la tête, nous donnons généralement la préférence, en cas d'iritis ou de rétinite, aux frictions hydrargyriques et aux injections sous-cutanées.

Le *traitement local* comprend : les instillations d'atropine, surtout indiquées lorsqu'il existe en même temps de l'iritis; l'application de quelques ventouses à la tempe et de petits vésicatoires volants, s'il se manifeste des douleurs vives, de la photophobie ou de la congestion épisclérale, en d'autres termes, chaque fois que la maladie revêt un caractère d'acuïté, comme au moment du retour des attaques; enfin le repos des yeux, et leur préservation d'une lumière vive par des conserves teintées en bleu cobalt ou fumées.

Tous ces moyens généraux ou locaux devront être continués longtemps et ils seront répétés à chaque nouvelle attaque, jusqu'à ce que tout trouble visuel se soit dissipé. Si, malgré la disparition définitive de la phlegmasie de la rétine, on voit subsister de l'amblyopie ou un trouble floconneux du corps vitré, on se trouvera bien de l'emploi des courants continus. Sous l'influence de ces courants, nous avons vu l'acuïté visuelle s'améliorer notablement et le corps vitré s'éclaircir, bien que la papille conserve une coloration d'un blanc mat et que les vaisseaux rétiniens restent atrophiés.

Sur un malade que nous avons actuellement en observation, nous avons vu la rétinite syphilitique se compliquer d'une parésie du muscle droit supérieur du côté droit. Il en est résulté un trouble notable de la vue accompagné de *vertige* lorsque le malade porte le regard en haut. C'est là un fait important à connaître pour ne pas considérer en pareil cas le trouble visuel provenant de la paralysie comme appartenant à une aggravation de la rétinite ou à une complication de syphilis cérébrale. Le traitement reste alors le même, sauf à donner au malade des verres prismatiques correcteurs de la diplopie ou à exclure temporairement de la vision binoculaire l'œil paralysé, en recouvrant celui-ci d'un verre opaque ou d'un bandeau noir.

DIXIÈME LEÇON

Sommaire. — Rétinite pigmentaire. — Étiologie. — Symptômes. — Aspect ophthalmoscopique. — Héméralopie. — Rétrécissement concentrique du champ visuel. — Diagnostic. — Rétinites pigmentaires anormales.

Malgré les nombreux travaux dont elle a été l'objet, la *rétinite pigmentaire*, appelée aussi *rétinite tigrée*, ou *rétinite héméralopique*, est encore à l'étude. La cause en est dans ce fait que tous les observateurs n'ont pas décrit sous cette dénomination une seule et même maladie, mais bien diverses lésions de la rétine n'ayant souvent entre elles d'autres liaisons que la présence d'une certaine quantité de pigment noir dans le parenchyme de cette membrane.

Une distinction importante, basée sur l'ensemble des faits publiés jusqu'ici, consiste à considérer deux variétés de rétinite pigmentaire : l'une *congénitale*, ou pour le moins développée en bas âge, et l'autre *acquise*, c'est-à-dire se montrant à un âge plus avancé.

La rétinite pigmentaire *congénitale*, ou rétinite pigmentaire de l'enfance, est celle que l'on observe le plus souvent. Des faits irrécusables démontrent que des enfants apportent la rétinite pigmentaire en naissant. Ce genre de rétinite coexiste parfois avec une amaurose congénitale. Ainsi Mooren (1), sur 82 malades atteints de rétinite pigmentaire,

(1) Mooren, *Ophthalmiatrische Beobachtungen*, Berlin, 1877, p. 261.

en a trouvé deux affectés d'amaurose congénitale. D'après Leber (1), Græfe aurait eu l'occasion d'observer plusieurs familles dans lesquelles tous les enfants naissaient aveugles. Leber lui-même a observé des faits analogues.

Ce qui est plus commun, c'est de rencontrer des individus atteints de rétinite pigmentaire depuis fort longtemps et qui font remonter l'affaiblissement de leur vue aux premières années de la vie. S'agit-il dans ce cas d'une affection réellement congénitale de la rétine, ou bien d'une maladie acquise développée en bas âge? C'est ce qu'il serait difficile de préciser pour le moment.

Ce qui a porté les auteurs à considérer ces cas comme étant plutôt d'origine congénitale, c'est que la rétinite pigmentaire est souvent héréditaire ou du moins qu'elle atteint plusieurs membres d'une même famille. C'est ainsi que tout dernièrement encore il s'est présenté à notre observation, à l'hôpital Lariboisière, deux individus jeunes, le frère et la sœur, âgés de quinze et de vingt ans, tous deux atteints de rétinite pigmentaire (2). Les observations de ce genre sont aujourd'hui communes. On a pu ajouter, non sans raison, que la consanguinité du père et de la mère jouait un certain rôle; toutefois la proportion des cas de ce genre nous paraît avoir été exagérée par Græfe et surtout par Liebreich. Ce dernier auteur a admis, en effet, la proportion de 40 à 50 pour 100 cas, tandis que ce rapport n'est en réalité que de un sur trois ou même moins. Que ce soit là une des conditions prédisposant au développement de la rétinite pigmentaire, nous

(1) LEBER, *Archiv für Ophthalm.* XV, 3, p. 1-25.

(2) V. nos *Conférences cliniques d'ophthalmologie. De la rétinite pigmentaire*, 1877, p. 24-32.

l'admettrions volontiers, mais, encore une fois, rien ne prouve que la consanguinité ou les mariages entre parents aient l'importance qu'on a voulu leur accorder.

De Græfe, qui a signalé le premier l'influence de l'hérédité sur l'apparition de la rétinite pigmentaire, a également indiqué la coïncidence possible de cette affection avec la surdi-mutité et l'idiotisme. Liebreich (1), sur 241 sourds-muets examinés dans ce but dans les divers établissements de Berlin, dit en avoir rencontré 14 atteints de rétinite pigmentaire; 5 d'entre eux étaient issus de parents consanguins. Dans l'établissement des Sourds-muets de Paris, le même auteur a trouvé 7 cas de rétinite; pour 3 de ces malades les parents étaient consanguins.

Hocquard (2) s'est livré aux mêmes recherches dans ce dernier établissement. Sur les 200 sourds-muets que renfermait à ce moment l'institut de la rue Saint-Jacques, 5 étaient atteints de rétinite pigmentaire; 3 étaient issus de mariages entre cousins germains.

Höring fils (3), sur 31 idiots, en a trouvé 4 atteints de rétinite pigmentaire, un seul était issu de parents consanguins. Sur une série de 5 cas de rétinite pigmentaire observés dernièrement par nous, il ne s'en trouve pas un seul où la consanguinité soit pour quelque chose (4).

Certains vices de conformation ont été également signalés comme pouvant coïncider avec la rétinite tigrée du premier âge. Ainsi Höring (5) rapporte deux cas de cette maladie

(1) Liebreich, *Atlas d'ophthalmoscopie*, 1863, p. 25, et *Deutsche Klinick*, 1861

(2) Hocquard, *De la rétinite pigmentaire*, thèse de Paris, 1875, p. 62.

(3) Höring, *Klinische Monatsblätter*, 1866, p. 236-239.

(4) Panas, *Conférences cliniques d'ophthalmologie*, Paris, 1877, p. 21-32.

(5) Höring, *Klinische Monatsblätter*, 1864.

survenus chez une petite fille de neuf ans et chez un garçon de cinq ans, frère et sœur, qui présentaient : la première 6 doigts à la main gauche et 6 orteils à chaque pied; le second 6 doigts à chaque main et 6 orteils à chaque pied. Warlomont (1), Star (2) et de Wecker (3) ont observé des faits analogues. Mauthner (4), de son côté, cite un cas d'arrêt de développement de la main et du bras du côté droit.

L'arrêt du développement physique total, comme on le rencontre dans le crétinisme, a été signalé, à propos de l'étiologie, par quelques auteurs. Ainsi Lawrence et R. Moon (5) citent quatre cas observés dans une même famille. Les enfants atteints avaient des signes de crétinisme et étaient héméralopes, mais n'offraient pas de rétrécissement sensible de leur champ visuel, ce qui laisse des doutes sur la nature véritable de l'affection de la rétine, ainsi que le reconnaissent les auteurs eux-mêmes.

La syphilis, héréditaire ou non, a été invoquée comme cause de rétinite pigmentaire par Manhardt et surtout par Galezowski (6). Déjà Bolling-Pope (7), dès 1863, avait eu l'occasion de disséquer les yeux d'un enfant de sept ans qui avait perdu la vue par suite d'une ophthalmie des nouveau-nés. Cet enfant était mort phthisique après avoir eu une syphilis congénitale. L'examen histologique ayant démontré l'existence du pigment choroïdien dans les couches externes gon-

(1) WARLOMONT, *Annales d'oculistique*, t. LIII, p. 73 (note).
(2) HÖR, *Klinische Monatsblätter*, 1865, p. 23-24
(3) DE WECKER, *Annales d'oculistique*, 1865, t. LIII, p. 73.
(4) MAUTHNER, *Lehrbuch der Ophthalmoscopie*, 1868, p. 386.
(5) LAWRENCE et R. MOON, *Ophthalmic Review*, 1865.
(6) GALEZOWSKI, *Congres international d'ophthalmologie* de 1867, et *Traité des maladies des yeux*, 2e édit., p. 659.
(7) BOLLING-POPE, *Ophthalmic Hospital Reports*, 1864, p. 76.

flées de la rétine, l'auteur en conclut que l'enfant était atteint de rétinite pigmentaire. Vraiment une pareille conclusion nous paraît mériter peu de crédit.

Galezowski, sur 120 cas de choroïdites syphilitiques, dit avoir noté la rétinite pigmentaire dans un quart des cas au moins. Mais outre qu'il s'agit ici, pour la plupart, de rétinites syphilitiques acquises et non congénitales, on ne saurait, sans forcer les analogies, comparer de simples dépôts de pigment, apparaissant dans la rétine par suite d'une choroïdite antérieure, à une véritable rétinite tigrée. Cette dernière se montre habituellement, comme nous le verrons en parlant de l'anatomie pathologique, chez des individus dont la choroïde reste à peu près constamment indemne de toute lésion importante.

On ne connaît pas encore exactement la relation qui peut exister entre la rétinite pigmentaire et certains vices de réfraction de l'œil. Tantôt il est question d'hypermétropie et même de microphthalmie, tantôt de myopie, sans qu'on ait pu établir lequel de ces états se rencontre le plus fréquemment.

En règle générale, la rétinite pigmentaire se montre sur les deux yeux à la fois, bien qu'il existe dans la science un très-petit nombre de cas de rétinite pigmentaire unilatérale. Galezowski, sur plus de 160 observations, dit avoir rencontré deux cas de rétinite tigrée unilatérale, mais il ne donne aucun autre détail. Le premier fait de rétinite unilatérale, publié par Pedraglia, de Rio-Janeiro (1), concerne un homme de 36 ans dont l'œil droit, strabique divergent et faible de vue, présentait à l'ophthalmoscope des plaques pigmentaires rétiniennes en même temps que des plaques atrophiques de

(1) PEDRAGLIA, *Klinische Monatsblätter*, 1865, p. 114 et 117.

la choroïde. Mais est-ce bien là un cas de rétinite pigmentaire vraie? Cela nous paraît difficile à démontrer. Pour notre compte, nous sommes porté à y voir une choroïdite atrophique disséminée, et en particulier une de ces variétés de choroïdo-rétinites si bien décrites par Iwanoff (1).

De Wecker (2) cite un cas analogue à celui de Pedraglia. Ici c'était l'œil gauche qui était dévié en dehors. Cet œil, fortement amblyope, et myope de $\frac{1}{4}$ ainsi que l'œil droit, était pourtant seul le siége de pigmentations rétiniennes périphériques. L'œil droit, examiné à l'ophthalmoscope, ne montrait qu'un léger staphylome postérieur, et le champ visuel était tout à fait normal. Il n'est rien dit des limites du champ visuel de l'œil gauche, pas plus que de l'héméralopie, peut-être à cause de l'amblyopie très-prononcée de cet œil; mais alors qui nous autorise à y voir une rétinite pigmentaire?

Nous ne parlerons pas d'un cas du même genre observé sur le cheval (observation de Biervliet et van Rooy, de Bruges) (3), car nous n'avons pas les moyens de contrôler ce qui se passe chez les animaux eu égard à l'acuïté et à la configuration de leur champ visuel.

Pour nous résumer, nous dirons donc qu'aucun des faits publiés jusqu'ici ne nous autorise à admettre que la rétinite pigmentaire vraie puisse s'attaquer à un seul œil. Les faits que l'on a décrits sous cette dénomination, et qui d'ailleurs ont été observés sur des yeux amblyopes et strabiques (strabisme externe amaurotique), nous paraissent se rattacher bien plus à la classe des choroïdites avec migration du pigment

(1) V. nos *Leçons sur l'iritis, les choroïdites et le glaucome*.
(2) De Wecker, *Traité des maladies du fond de l'œil*, p. 142.
(3) *Annales d'oculistique*, 1863.

dans la rétine qu'à la rétinite tigrée proprement dite.

Symptômes. — Lorsque l'on envisage les cas simples, sans complication de choroïdite ou d'iritis, les seuls qui doivent entrer en ligne de compte, on trouve invariablement trois caractères fondamentaux : 1° l'*héméralopie*, avec diminution plus ou moins grande de l'acuïté visuelle ; 2° le *rétrécissement concentrique du champ visuel ;* 3° des *lésions rétiniennes propres*, visibles à l'ophthalmoscope. Étudions successivement ces trois symptômes.

L'*héméralopie*, ou cécité nocturne, ne manque presque jamais. Haase (1) et Bousseau (2) parlent, il est vrai, dans les deux faits qu'ils ont publiés, de nyctalopie. Mais il suffit de lire les détails de ces observations pour écarter l'idée d'une rétinite pigmentaire : il y est question en effet de plaques atrophiques de la choroïde et, dans le cas de Haase, il survint une amélioration, ce qui ne se voit jamais dans la rétinite tigrée proprement dite.

Cette torpeur de la rétine se manifestant sous forme d'héméralopie, existe également pendant le jour, si le malade passe d'un lieu éclairé dans un lieu sombre. Au début de l'héméralopie, les malades peuvent encore se guider à la clarté du ciel, mais peu à peu, et à mesure que la maladie de la rétine fait des progrès, ils cessent de pouvoir se guider seuls, aussi ne sortent-ils plus de chez eux après la tombée de la nuit. Alors, de même, l'éclairage à la lumière artificielle est pour eux insuffisant.

Le *rétrécissement concentrique du champ visuel* est un caractère important et à peu près constant de la rétinite

(1) Haase, *Klinische Monatsblätter*, 1867, p. 228.

(2) Bousseau, *Des rétinites secondaires*, thèse de Paris, 1868, p. 111.

pigmentaire. Ce rétrécissement va toujours en augmentant, et au bout d'un temps plus ou moins long, trois ou quatre années en moyenne, le champ visuel ne mesure plus que quelques centimètres de diamètre. Le malade, privé alors de la vision périphérique, est obligé, pour embrasser les objets qui l'entourent, de promener successivement son regard dans tous les sens; ce qui le fait paraître atteint de nystagmus. Dans le même but, il tourne sa tête en différents sens, ce qui lui donne une allure étrange et toute particulière.

Malgré la réduction du champ visuel périphérique, la vision centrale se maintient longtemps intacte; toutefois elle finit elle-même par s'affaiblir, puis par disparaître complètement. La cécité est alors complète et définitive.

Nous devons signaler ici, à titre d'exception, une anomalie dans l'altération du champ visuel notée par Græfe et Mooren (1). La perception centrale reste bonne; autour du point de fixation il existe une zone où la vision est déjà moins bonne, puis on arrive sur une deuxième zone dans laquelle la perception est complètement abolie. Enfin, vers la périphérie du champ visuel, la vision devient meilleure, on peut même dire excellente. Le champ visuel, dans ces cas, ressemble à celui qu'on trouve dans certaines formes d'amblyopie cérébrale. Cette dernière remarque est importante, car elle semble montrer qu'il existe alors simultanément une rétinite pigmentaire et une atrophie du nerf optique. En effet, dans les deux cas cités par Græfe, « les papilles optiques présentaient une blancheur nuageuse à leur surface, en même temps que les vaisseaux, et en particulier les artères, étaient diminués de calibre ». — La pigmentation typique

(1) GRÆFE, *Archiv f. Ophthalm.*, II, 2 p. 275.

de la rétine montrait, à n'en pas douter, qu'il s'agissait là d'une rétinite pigmentaire.

Les *signes ophthalmoscopiques* de la rétinite pigmentaire sont très-caractéristiques. Nous ne parlerons pas ici des lésions qui caractérisent le début de l'affection, car dans la rétinite développée, comme c'est la règle, pendant la vie intra-utérine, ou peu de temps après la naissance, le médecin n'est consulté que lorsque la maladie a déjà parcouru ses principaux stades. Voici ce qu'on observe alors à l'examen ophthalmoscopique. Les parties équatoriales de la rétine sont parsemées de nombreux points étoilés et fréquemment anastomosés entre eux. Ces points, d'un noir charbonneux et doués pour la plupart d'une forme irrégulière, rappellent les corpuscules osseux pourvus de leur système de canalicules anastomosés, tels qu'on les voit au microscope. Un examen plus attentif montre que ces amas pigmentaires ont pour siége de prédilection le voisinage des vaisseaux qu'ils recouvrent même par places.

Dans les cas où l'on est à même de suivre le développement de ces amas pigmentaires dans la rétine, on voit apparaître au début, plus souvent du côté nasal que du côté temporal, d'après Mooren (1) et Mouchot (2), un, deux ou plusieurs points pigmentaires qui, en se multipliant, finissent par former une couronne complète à la région équatoriale de la rétine. La lésion s'avance ainsi vers la macula qui est prise à son tour, et ce n'est que tout à fait en dernier lieu que le disque optique est envahi par des dépôts de pigment, et même ce fait existe rarement.

(1) MOOREN, *Annales d'oculistique*, 1859, t. XLVI, p. 21.

(2) E. MOUCHOT, *Essai sur la rétinite pigmentaire*, thèse de Strasbourg, 1868, n° 103.

La progression du pigment, telle que nous venons de la décrire, est extrêmement lente, il s'écoule ordinairement de nombreuses années avant que la rétine soit totalement envahie. Dans certains cas, la pigmentation peut rester stationnaire, et c'est à peine si l'on trouve quelques amas de pigment disséminés vers la périphérie de la rétine. Il y a même des cas où les taches pigmentaires font totalement défaut; ces cas ont été désignés à cause de cela par Leber (1) sous le nom de *rétinite pigmentaire sans pigment*. Nous reviendrons sur cette particularité à propos de l'anatomie pathologique.

Il n'existe pas de rapport exact entre le nombre et la diffusion des points noirs d'une part et l'étendue du champ visuel d'autre part. C'est ainsi qu'un champ visuel des plus restreints peut correspondre à des taches pigmentaires très-rares, et inversement, des accumulations de pigment considérables peuvent coexister avec un champ visuel beaucoup plus étendu que l'on ne pouvait s'y attendre. Ce fait montre que la pigmentation rétinienne ne constitue pas la lésion primordiale de la maladie, mais qu'elle doit être envisagée bien plutôt comme un épiphénomène obligé, quoique variable suivant les cas. Ce qui achève de nous confirmer dans cette opinion, c'est que l'héméralopie, ce symptôme si caractéristique et si constant de la rétinite pigmentaire, se montre dès le début, alors que le pigment peut faire absolument défaut à l'examen ophthalmoscopique le plus attentif.

Un autre caractère ophthalmoscopique important de la rétinite tigrée réside dans les *troubles circulatoires de la ré-*

(1) Leber, *Des formes anormales de la rétinite pigmentaire*, in *Annales d'oculistique*, t. LXVI, p. 98.

tine. Les vaisseaux, et en particulier les artères de la papille, devenus filiformes et à demi oblitérés, apparaissent comme de minces filets rouges, et même, vers la périphérie de la rétinite, ils ne forment plus que des cordons blanchâtres, très-ténus et par place recouverts entièrement de pigment. A cette période, la papille semble anémiée; elle offre une coloration blanc jaunâtre ou rose tendre. D'après nos observations particulières, la coloration rosée prédomine à une période avancée de la maladie, alors que la cécité est complète ou à peu près. Galezowski a fait la même remarque.

La choroïde elle-même devient le siége d'une décoloration générale sous forme de marbrures disposées en rayons suivant les méridiens de l'œil. Aussi les vasa vorticosa sont plus nettement visibles qu'à l'état normal.

C'est tout à fait exceptionnellement qu'on remarque à la périphérie de la rétine des points brillants décolorés analogues à ceux que l'on observe dans la choroïdite disséminée. Mooren (1) et Picard (2) en font seuls mention. Habituellement il n'existe pas, dans la choroïde, de lésions appréciables à l'ophthalmoscope. Dans un cas observé par de Wecker et Otto Becker, tout le fond de l'œil, et principalement la région toréquaiale, semblait recouvert de vésicules transparentes entourées de pigment irrégulièrement réparti, ce que ces auteurs expliquent en admettant un épaississement verruqueux de la lame vitreuse de la choroïde.

Le *corps vitré* ne s'est montré que très-rarement altéré. Mooren l'a trouvé malade 3 fois seulement sur 64 cas. De Wecker, sur plus de cent malades, n'a rien trouvé de parti-

(1) *Loc. cit.*
(2) A. PICARD, *Gazette médicale de Paris*, 1869.

culier de ce côté. Hocquard, sur les 15 faits qu'il lui a été donné d'observer, n'a constaté qu'une fois le trouble floconneux du corps vitré, et encore il pense qu'il s'agissait là d'une simple coïncidence, comme le prouve la disparition de ce trouble au bout d'un temps assez court.

Les altérations du *cristallin* ont été plus fréquemment notées. D'après von Trigt, la rétinite tigrée coexiste fréquemment avec une cataracte polaire postérieure. Cette opacité affecte, d'après cet auteur, la forme d'une étoile à trois branches dont les divisions s'écartent peu du pôle postérieur du cristallin et n'atteignent jamais la périphérie de cet organe. Mauthner et Landolt (1) regardent cette cataracte comme constante. Pour de Graefe, les deux affections, cataracte et rétinite pigmentaire, coexistent dans un tiers des cas. Mooren (2) a noté la cataracte 20 fois sur 82 cas, deux de ces malades étaient aveugles de naissance. D'après Wecker, dans aucun des cas observés chez des personnes âgées de moins de 30 ans on n'observe de cataracte polaire. L'observation d'une de nos malades, âgée de 20 ans (3) et porteuse déjà d'une cataracte, vient contre cette affirmation. Dans les 15 cas de Hocquard, la cataracte a toujours fait défaut.

Les yeux n'offrent rien de particulier à l'extérieur et rien de ce côté ne pourrait faire soupçonner les lésions graves dont la rétine est le siège. Mooren a signalé seulement une

(1) LANDOLT, *Recherches anatomiques sur la rétinite pigmentaire typique*, *Ann. d'ocul.*, 1873, t. LXIX, p. 138.

(2) MOOREN (de Dusseldorf), *Ophthalmiatrische Beobachtungen*, Berlin, 1867, in-8°.

(3) Voir nos *Conférences cliniques d'ophthalmologie, De la rétinite pigmentaire*, p. 21-32.

contraction de la pupille persistant même à un faible éclairage. Est-ce là le fait de la maladie, ou bien le myosis, lié du reste à une certaine diminution dans la profondeur de la chambre antérieure, ne tient-il pas plutôt à la coïncidence plus fréquente de la rétinite pigmentaire avec l'hypermétropie, et partant avec une presbyopie hâtive? Une remarque, faite par de Wecker vient à l'appui de cette opinion : chez les enfants atteints de rétinite pigmentaire à une période avancée, et chez ceux qui sont nés aveugles par suite de la même maladie, on rencontre assez souvent un certain degré de microphthalmie. Ce point mérite de nouvelles recherches, d'autant plus qu'il n'est pas habituel de voir l'amblyopie produire le resserrement de la pupille : c'est l'inverse qui a lieu.

Un autre point a été passé sous silence par tous les observateurs que nous avons pu consulter, et pourtant il ne manque pas d'importance : nous voulons parler du *tonus* de l'œil. Dans les observations qui nous sont propres, nous avons noté un certain degré d'hypertonie dans les cas où la maladie était arrivée à sa dernière période.

Tels sont les symptômes caractéristiques de la forme lente et régulièrement progressive de la maladie, celle que l'on désigne sous le nom de rétinite pigmentaire congénitale et qui souvent est héréditaire. Mais à côté de cette forme il en est une autre dont la marche est plus rapide, qui se développe souvent chez l'adulte et dont, par conséquent, nous pouvons observer le début. C'est la *rétinite pigmentaire acquise* : cependant, parmi les cas cités comme appartenant à cette dernière forme, il en est que l'on doit considérer non comme une affection récente, mais comme l'aggravation subite d'une rétinite existant depuis longtemps déjà et dont les débuts remontent souvent à la naissance. C'est ainsi qu'il faut interpréter, croyons-nous, ces faits de rétinite réputée acquise, et dans lesquels pourtant, ainsi que cela est relaté dans les observations, les malades ont toujours eu une vue faible ou une mauvaise vue.

Quoi qu'il en soit de la valeur de cette distinction, aux signes déjà décrits à propos de la rétinite congénitale s'ajoutent, pour la rétinite de l'adulte, des signes nouveaux dont il nous reste à parler.

Le malade, dont la vue avait été jusqu'alors assez bonne, se plaint d'éblouissements chaque fois qu'il s'expose à une lumière vive ou qu'il regarde des objets brillants. Cette photophobie a cela de particulier qu'elle se montre souvent d'une façon intermittente. Il peut arriver que la vue redevienne tout à fait bonne dans les intervalles.

D'après Mooren, un autre symptôme du début consiste dans une sorte de fatigue et de pression ressentie dans le fond de l'œil et qui force les malades à fermer les paupières. A la même période de l'affection rétinienne, certains malades se plaignent de photopsie : des spectres lumineux apparaissent et disparaissent tour à tour sans aucune régularité, cependant le malade les ressent plus souvent le matin et le soir que dans les autres moments de la journée ou de la nuit. Leur forme varie également beaucoup : tantôt ce sont des flammèches qui voltigent, tantôt des anneaux lumineux qui se rétrécissent et disparaissent, d'autres fois enfin des boules sphériques qui, arrivées en un certain point du champ visuel, semblent éclater comme font certaines fusées dans les feux d'artifice.

L'héméralopie ne tarde pas à s'ajouter à ces divers signes,

et dès lors la maladie se trouve définitivement constituée dans ses principaux délinéaments.

Landolt (*loc. cit.*, p. 156) ayant eu l'occasion d'examiner la rétine à l'ophthalmoscope à cette période de la maladie, a noté des lésions qui semblent se rapporter à l'hyperémie avec suffusion séreuse de la rétine et du nerf optique. « La papille était grisâtre, nébuleuse, dit-il; sa circonférence était masquée par le tissu rétinien infiltré. Les vaisseaux étaient légèrement voilés dans toute l'étendue de la rétine. »

D'après Netter et Galezowski, l'œdème péripapillaire s'observe également dans l'héméralopie dite essentielle. Si le fait était exact, il y aurait un rapprochement intéressant à faire entre les deux affections héméralopiques; nous ne l'avons pas constaté chez deux malades qui sont venus nous consulter récemment à Lariboisière pour de l'héméralopie essentielle, sans aucune altération de la rétine.

Diagnostic. — Lorsque la rétinite pigmentaire se montre avec la triade de symptômes que nous avons signalés : les dépôts pigmentaires, l'héméralopie et le rétrécissement concentrique du champ visuel, il ne saurait subsister le moindre doute sur sa nature. Mais lorsqu'il manque l'un ou l'autre de ces symptômes, le cas mérite une attention particulière.

Il est des cas, avons-nous dit, où les dépôts pigmentaires rétiniens ne se montrent pas à l'ophthalmoscope; ailleurs on ne rencontre qu'une ou deux petites taches vers la périphérie de la rétine. Que faut-il conclure dans ce cas? Si, malgré l'absence du pigment, on note de l'héméralopie remontant à

(1) NETTER, *Trois lettres sur l'héméralopie et l'affection dite rétinite pigmentaire*, *Annales d'oculistique*, 1876, t. LXXV et LXXVI.

une époque déjà éloignée; si, d'autre part, il existe un rétrécissement concentrique et permanent du champ visuel, nul doute qu'il ne s'agisse là d'une rétinite pigmentaire. Nous verrons, à propos de l'anatomie pathologique, que cette conclusion est pleinement justifiée.

Sauf des cas très-rares d'obscurcissement annulaire circummaculaire, comme ceux qui ont été signalés par de Græfe et Windsor, le *rétrécissement concentrique* du champ visuel ne manque jamais. Il constitue donc un signe précieux de la maladie qui nous occupe.

Quant à l'*héméralopie*, elle fait encore moins souvent défaut que les deux autres symptômes cardinaux de l'affection, et comme elle se montre dès le début, on ne saurait lui attribuer trop d'importance pour le diagnostic. Monoyer et Leber disent, il est vrai, l'avoir vue parfois manquer; mais, comme Hocquard, nous pensons qu'il serait au moins téméraire de diagnostiquer une rétinite pigmentaire vraie en l'absence de tout signe d'héméralopie. D'ailleurs, pour que ce symptôme ait toute sa valeur, il faut que l'héméralopie dure depuis quelques temps et que, au lieu de s'amender, elle montre au contraire de la tendance à suivre les progrès de la maladie. Sans cela on pourrait confondre l'héméralopie symptomatique d'une rétinite tigrée avec l'héméralopie essentielle épidémique. Celle-ci, quoi qu'en dise Netter, est une affection différente de la première, aussi bien au point de vue anatomo-pathologique qu'au point de vue clinique.

Sans doute, les diverses affections inflammatoires de la rétine et de la choroïde ont beaucoup de points de contact; cela explique les erreurs de certains auteurs très-compétents qui, se fondant sur la prédominance de tels ou tels symptômes, au lieu d'envisager ceux-ci dans leur ensemble, ont confondu la rétinite pigmentaire avec différentes formes de choroïdite et de névrites optiques. Nous citerons comme exemple les formes de rétinite tigrée dites *anomales*, relatées par Leber, Haase, Bousseau et autres, et qui nous semblent constituer des entités morbides différentes, au même titre que la rétinite nyctalopique décrite pour la première fois par Arlt (1).

(1) ARLT, *Bericht über die Augenklinik der Wiener Universitat*, 1867, in-8°.

ONZIÈME LEÇON

SOMMAIRE. — Rétinite pigmentaire (suite). — Anatomie pathologique. — Nature. — Marche. — Durée. — Terminaison. — Pronostic. — Traitement.

Malgré la quantité assez considérable de matériaux recueillis sur ce sujet, nous sommes encore loin d'être définitivement fixés sur le mode d'évolution anatomique de la rétinite pigmentaire, à cause de la confusion qui existe entre cette rétinite et diverses autres lésions rétiniennes ou choroïdiennes s'accompagnant d'amas de pigment dans le parenchyme de la rétine. Les seules autopsies qui aient une valeur réelle sont celles où, après avoir constaté pendant la vie les caractères pathognomoniques de la maladie, on a pu pratiquer ensuite l'examen histologique des tissus malades. A ce titre nous ne trouvons d'irrécusables que les deux autopsies faites par Landolt et Poncet, auxquelles nous joindrons les résultats obtenus par Leber et Boûsseau.

OBSERVATION I (Landolt). — Il s'agissait dans ce cas d'un homme de cinquante-neuf ans, atteint d'héméralopie depuis sa quatorzième année, et que le professeur Horner a pu suivre pendant plus de dix ans. Le rétrécissement concentrique et progressivement croissant de son champ visuel, ainsi que tous les signes ophthalmoscopiques classiques de la maladie, ne pouvaient laisser subsister le moindre doute sur la nature de l'affection. Déjà, quelques années avant sa mort, ce malade était devenu complétement aveugle. Ainsi, dans ce cas, les lésions anatomiques se rapportent à la période ultime de la rétinite pigmentaire. Pour éviter les longueurs, nous ne donnerons ici que l'énumération des lésions observées.

Nerfs optiques. — Atrophiés et transformés en cordons de tissu conjonctif hyperplasié. A peine si l'on y rencontre de rares fibres nerveuses encore reconnaissables. Les vaisseaux du nerf et de la partie voisine de la sclérotique offrent des parois très-épaisses. Pigmentation des vaisseaux sclérotidiens voisins du nerf optique.

Rétine. — Limitante interne très-épaissie. Fibres optiques très-réduites en nombre dans la moitié postérieure, absentes vers l'équateur, hyperplasie du tissu conjonctif de cette couche. Couche ganglionnaire et moléculaire interne absente, sauf au voisinage de la papille où l'on en rencontre des vestiges (quelques noyaux). — Granuleuse interne relativement mieux conservée que le reste, hyperplasie du tissu conjonctif qui enveloppe les grains de cette couche.

Tout le reste de la rétine, couches intergranulaire et granuleuse externe, limitante externe, cônes et bâtonnets, fait défaut, remplacé qu'il est par une couche unique de tissu conjonctif fibrillaire, muni de noyaux se colorant facilement par le carmin et l'hématoxyline, et d'une grande quantité de pigment sous forme de petits îlots surtout nombreux à la périphérie. Les cellules épithéliales du pigment ont à peu près complétement disparu.

En résumé, la rétine altérée n'est pour ainsi dire plus

qu'un tissu cicatriciel avec des brides offrant comme centres d'attraction les vaisseaux où la dégénérescence se montre le plus prononcée. Partout le pigment infiltré a suivi le trajet des vaisseaux dont les parois sont quadruplées d'épaisseur, par suite de l'hypertrophie du tissu conjonctif. La lumière de ces vaisseaux, au contraire, est très-rétrécie, au point que les plus gros ne laissent plus passer qu'une rangée de globules et que les plus petits, devenus imperméables, se sont transformés en cordons pleins. Ce sont ces réseaux oblitérés, recouverts de pigment, qui simulent des corpuscules osseux. Ces réseaux sont plus riches qu'à l'état normal, et ils offrent par places des renflements; aussi on est conduit à penser qu'il s'agit là, au moins en partie, de vaisseaux nouveaux et qui se sont oblitérés après coup.

Choroïde. — Pas d'altération du stroma ni de la lame élastique. L'épithélium pigmentaire de la rétine offre seul de graves lésions. Il est absent par places et s'accumule sur d'autres points. La plupart des granulations pigmentaires sont renfermées dans les cellules, d'autres sont libres. Les plaques noires sont reliées aux vaisseaux pigmentés par un cordon noir qui traverse la rétine dans toute son épaisseur, surtout aux points où les vaisseaux se bifurquent. Arrivé le long des parois vasculaires, le pigment ne reste pas stationnaire, mais continue de s'avancer en suivant les voies frayées par les vaisseaux.

Corps vitré. — Adhère à la rétine; ses couches périphériques sont infiltrées d'une grande quantité de cellules, les unes très-larges, de forme vésiculaire (physalides), les autres plus petites, étoilées, à un ou plusieurs noyaux. On y trouve en outre des leucocytes renfermant des granulations pigmentaires et du pigment à l'état libre.

Cristallin. — Épithélium normal; fibres cristalliniennes normales, sauf aux deux pôles antérieurs et postérieurs de la lentille, où elles sont transformées en masses irrégulières bosselées (varicosités). Ces masses cataracteuses sont séparées de la capsule par une mince couche de fibres cristalliniennes peu altérées.

Ce malade est mort de cirrhose du foie et des reins. En outre, à l'autopsie, on a trouvé le crâne asymétrique, épais, la surface du cerveau pâle, la pie-mère épaissie, la sérosité sous-arachnoïdienne assez abondante; il existait des apoplexies sur le lobe frontal droit. La substance cérébrale était anémiée. Les deux nerfs optiques étaient très-blancs et ténus, les bandelettes optiques amincies et tout à fait blanches; les couches optiques atrophiées. Les corps quadrijumeaux étaient en apparence normaux. A droite on pouvait poursuivre la bandelette optique jusqu'au corps genouillé interne; à gauche, elle cessait à peu près complétement au niveau du côté externe du pédoncule cérébral.

Observation II (Landolt). — Landolt rapporte une seconde autopsie de rétinite pigmentaire typique, étudiée pendant la vie et examinée après la mort par Biermer, de Zurich. Voici quels en sont les points saillants.

Homme de trente-neuf ans, ayant toujours eu la vue mauvaise, et aveugle depuis l'âge de dix-huit ans. Tous les signes de la rétinite pigmentaire existent chez lui au plus haut degré. Mort par urémie après des signes d'albuminurie transitoire et des infiltrations séreuses généralisées.

L'examen histologique des yeux montre exactement les mêmes lésions des fibres optiques et des cellules ganglionnaires que dans le premier cas. De même le siége des principales lésions était profond, en dehors de la couche granuleuse interne. Il n'existe aucune trace des bâtonnets ni des cônes. Migration du pigment dans la rétine le long des vaisseaux. Ces derniers sont épaissis, et parmi les petits beaucoup sont oblitérés et comme enfouis dans des amas de pigment.

Choroïde saine, à l'exception des vaisseaux du plus gros calibre, dont les parois sont épaissies et infiltrées de cellules d'épithélium, hexagonales et pigmentaires. Il n'existe point sur la lame élastique de ces excroissances acineuses signalées par Leber qui les a prises pour base de sa théorie sur la pathogénie de la rétinite pigmentaire.

Corps vitré liquéfié et offrant les mêmes altérations que dans le cas précédent.

Cristallin opacifié au niveau de son pôle postérieur et offrant en ce point la même altération variqueuse des fibres.

Iris, corps ciliaire et zone de Zinn, normaux.

Les autres lésions signalées sont : de l'œdème sous-arachnoïdien, de petites apoplexies formant un noyau de la grosseur d'une amande, situées en dehors du corps strié droit, de la sérosité dans toutes les cavités splanchniques, et de l'anasarque. Les deux reins sont le siége d'une néphrite chronique interstitielle.

Landolt conclut de l'analyse de ces deux faits que « l'essence de la maladie, le processus fondamental est une inflammation très-chronique de la tunique adventice des vaisseaux rétiniens ». Par suite de l'hyperplasie du tissu conjonctif, les parois vasculaires s'épaississent et le sang n'y circule plus ou bien il y circule à peine, d'où la torpeur de la rétine, d'où, également, la destruction des éléments propres, destruction à laquelle contribuent, du reste, l'hyperplasie et la rétraction cicatricielle de tout le tissu conjonctif de la rétine. Landolt compare le travail morbide qui s'empare alors du tissu de la rétine à la sclérose du foie et des reins qui existait du reste dans les deux cas de rétinite pigmentaire rapportés par lui.

Avant de parler des diverses théories pathogéniques de la rétinite pigmentaire, nous allons continuer à passer en revue les autres faits publiés par des auteurs compétents. Nous pourrons ainsi juger en connaissance de cause. Nous laisserons de côté tous les cas douteux, dans lesquels il n'y a pas eu d'examen pendant la vie, ou dans lesquels il y avait d'autres lésions graves concomitantes du globe, par exemple les faits de Donders (1), d'Éd. Müller (2), de Junge (3), de Schweigger (4), de Bolling-Pope (5) et de Pagenstecher (6), pour arriver à ceux plus concluants de Th. Leber, de Bousseau et surtout de Poncet.

Observ. III. — Nous avons déjà dit (p. 128) que le cas de Leber était relatif à un jeune homme de vingt ans, né amaurotique, et qui présentait pendant la vie les caractères types de la rétinite pigmentaire. Ce malade mourut de typhus abdominal dans le service de Traube. L'examen ophthalmo-

(1) Donders, *Archiv f. Ophthalm.*, III, 1, p. 139.
(2) Ed. Müller, *id.*, IV, 2, p. 12.
(3) Junge, *id.*, V, 1, p. 49.
(4) Schweigger, *id.*, V, 1, p. 96, et IX, 1, p. 192.
(5) Bolling-Pope, *Wurzburg Med. Zeitschrift*, III, p. 224.
(6) Pagenstecher, *Wurzburg Med. Zeitschrift*, III, p. 399-401.

scopique, fait la veille de la mort, permit de noter ce qui suit :

Yeux d'apparence normale, bien que petits. Papilles d'un gris rouge pâle, à limites un peu confuses, vaisseaux rétiniens étroits. Nombreuses taches pigmentaires isolées autour de la papille et de plus en plus confluentes sur l'équateur. Pas de taches blanches.

Examen anatomique. L'œil droit, ouvert à l'état frais, présentait, outre les altérations pigmentaires, quelques taches jaunâtres, un peu proéminentes aux environs de l'ora serrata. En ces points la rétine et la choroïde étaient intimement unies entre elles.

Dans l'œil gauche, préalablement durci dans le liquide de Müller, on put noter ce qui suit : Éléments nerveux en partie disparus, surtout vers la périphérie, et remplacés par du tissu conjonctif hyperplasié. Cônes et bâtonnets entièrement absents; à leur place on trouve des amas d'épithélium pigmentaire, ainsi que des excroissances verruqueuses de la lame vitrée de la choroïde. Les éléments de la couche granuleuse externe ont disparu pour la plupart. Il n'y a là qu'un reticulum de tissu conjonctif pourvu de nombreux noyaux. Les grains de la couche granuleuse interne sont mieux conservés.

Près de la papille on retrouve quelques faisceaux de fibres optiques. La limitante interne se trouve épaissie et comme réticulée. Pigmentation surtout intense le long des vaisseaux. Le pigment infiltré dans la rétine était contenu dans des cellules adhérant aux vaisseaux dont elles pénétraient aussi la membrane adventice. Sur des coupes on voyait le pigment occuper toutes les couches de la rétine et se continuer avec l'épithélium pigmentaire de la choroïde. Ces traînées de pigment, arrivées au voisinage de la limitante externe, se recourbaient pour pénétrer plus loin. Tous les vaisseaux rétiniens avaient leurs parois épaissies; les plus petits étaient manifestement sclérosés. Dans la papille on rencontre un grand nombre de petits vaisseaux oblitérés.

Les excroissances de la lamelle vitrée, dont les plus grosses offraient $0^{mm},12$ de diamètre, présentaient tous les caractères des glandes séniles décrites par Donders et H. Müller. Leur surface était recouverte de cellules pigmentaires, tandis que dans leurs intervalles ces cellules étaient pour la plupart privées de pigment. Dans les taches jaunâtres de la portion équatoriale, on rencontrait en outre des cellules granulo-graisseuses et du tissu conjonctif disséminé. Toutes les autres parties de l'œil étaient saines.

Obs. IV (Bousseau). — L'autopsie pratiquée par Bousseau (*loc. cit.*, p. 111) se rapporte à un cas de rétinite pigmentaire anormale : le malade était nyctalope au lieu d'être héméralope, et de plus son champ visuel n'avait été ni figuré ni mesuré. Cependant les détails anatomiques qui sont relatés ne manquent pas d'intérêt; aussi en rapporterons-nous les principaux.

Il s'agit d'un homme de trente ans qui de tout temps avait eu la vue mauvaise pendant le jour; il lisait les gros caractères et n'avait jamais appris à écrire. La nuit, au contraire, il pouvait travailler, et il se guidait parfaitement dans les passages obscurs.

L'ophthalmoscope permettait de constater ce qui suit : papille petite mais régulière, vaisseaux fins et peu nombreux, l'un d'eux se termine en haut par un cordon blanc. Zone pigmentée caractéristique de la rétine qui s'étend depuis la périphérie jusqu'à une distance du centre égale à deux diamètres papillaires. Choroïde dépigmentée autour de la papille.

Ce malade mourut accidentellement, en tombant d'un premier étage. L'examen anatomique et histologique donna le résultat suivant.

Plaques pigmentaires dans la rétine; vaisseaux à parois épaissies et infiltrées de pigment sur plusieurs points. Seuls les troncs situés dans la partie centrale non pigmentée de la rétine étaient encore parfaitement perméables. Ceux qui avaient l'apparence de cordons blancs étaient presque entièrement oblitérés. Ils devaient cet aspect à l'épaississement de leur membrane adventice.

Quant aux éléments propres de la rétine, voici ce qu'en dit Bousseau dans une autre partie de sa thèse (p. 107) : « Les éléments nerveux étaient aussi en petit nombre; la membrane de Jacob était peut-être la moins altérée; les bâtonnets surtout étaient bien conservés et peut-être même plus nets, plus volumineux qu'à l'état normal. »

Si ces particularités anatomiques sont exactes — et nous émettons ici un doute à cause de la grande sobriété des détails relatifs à l'aspect des différentes couches de la rétine, — il doit en résulter un fait important : à savoir qu'à une époque déjà avancée de la maladie la couche bacillaire de la rétine peut par exception rester intacte.

La choroïde se montrait également saine dans toutes ses parties, la coloration était normale, il n'y avait pas de plaques atrophiques, la couche épithéliale pigmentaire était intacte, les vaisseaux avaient conservé leur calibre et leur perméabilité. Il n'existait de même rien d'anormal dans le corps vitré.

En résumé, il ressort de cette description un fait anatomique indiscutable et d'une importance réelle, c'est l'existence de l'hyperplasie sclérosique avec sténose des vaisseaux rétiniens dont les parois étaient fortement saturées de pigment.

Obs. V. (Poncet). — Il s'agit ici d'un malade de vingt et un ans, dont l'observation, prise dans le service de Perrin, au Val-de-Grâce, et relatée dans la thèse de Hocquard, ne laisse rien à désirer. L'examen histologique de la rétine a été pratiquée par Poncet (1), dont la compétence n'est pas discutable. Voici, en résumé, les détails cliniques de cette observation.

Le malade était héméralope depuis sa naissance; il n'y a pas de consanguinité entre les parents, mais son père, âgé de cinquante ans, est également héméralope depuis sa naissance, ainsi qu'un oncle et un grand-oncle. Cet homme, d'une vigueur remarquable, très-intelligent, est complétement aveugle pendant la nuit. Le jour il éprouve de temps en temps quelques phénomènes subjectifs.

$$\text{S. O. D.} = \frac{12}{40} \quad \text{S. O. G.} = \frac{3}{40}.$$

Le champ visuel est très-rétréci : ainsi, à 90 centimètres de distance, pour l'œil droit, le diamètre transversal égale 28 centimètres, le diamètre vertical égale 25 centimètres. Pour l'œil gauche, les deux diamètres sont égaux à 23 centimètres.

Le sens des couleurs est intact.

Examen ophthalmoscopique. Œil droit. — Papille un peu ovalaire, zone d'infiltration péripapillaire, de trois fois

(1) Poncet (de Cluny), *Examen histologique d'un cas de rétinite pigmentaire*, in *Annales d'oculistique*, 1875, t. LXXIV, p. 234.

le diamètre de la papille. Choroïde d'aspect marbré, un seul point ovalaire de pigment dans la rétine, le long d'une veine supérieure.

Œil gauche. — Infiltration généralisée de la rétine; on aperçoit deux ou trois petits grains de pigment isolés, à forme stellaire.

Cet homme succomba à une scarlatine et les yeux furent enlevés vingt-quatre heures après la mort. L'œil gauche seul fut placé dans la liqueur de Müller et examiné au microscope. Voici quel a été le résultat de l'examen.

Choroïde devenue le siége d'une inflammation métastatique propre aux fièvres graves. Comme cela arrive en pareil cas, la membrane vasculaire était infiltrée de pus, par diapédèse, sans prolifération de tissu connectif.

La rétine, dans toute sa portion équatoriale, est criblée de petits amas pigmentaires extrêmement nombreux. Nulle part ces dépôts noirs n'affectent la forme d'étoiles ou de corpuscules osseux. La matière colorante n'existe pas le long des vaisseaux; elle est, au contraire, localisée dans la couche la plus externe des grains de la rétine.

Sur des coupes perpendiculaires et à un grossissement de 250 diamètres, les faisceaux des fibres nerveuses optiques se montrent réduits de volume. Les fibres de Müller sont saines, non hypertrophiées. Les cellules ganglionnaires, ainsi que les deux couches des grains, sont également trouvées intactes. Seule la couche externe des grains offre des blocs pigmentaires composés de 8 à 10 cellules, imprégnées çà et là d'un ou deux éléments noircis.

Les fines molécules pigmentaires sont logées à l'intérieur des grains, dans l'élément cellulaire plus ou moins déformé par l'immigration de cette matière colorante. Ni la couche moléculaire intergranulaire, ni la couche interne des grains ne contiennent de pigment. Nulle part on n'a pu constater de pigment le long des vaisseaux de la rétine; le point unique où l'ophthalmoscope en avait révélé n'ayant pu être retrouvé.

Les vaisseaux de la papille et de son pourtour immédiat ne paraissent pas altérés, mais plus en dehors on constate une sclérose de leurs parois due à une hyperplasie du tissu conjonctif. C'est ainsi qu'un seul globule sanguin de 4 à 5μ remplissait tout le calibre d'un vaisseau dont le diamètre, y compris les parois, atteignait de 25 à 30μ.

Remarques. — Deux faits principaux ressortent de cet examen : d'abord l'impuissance de l'ophthalmoscope à révéler des lésions, même graves, de la rétine, lorsqu'elles ont pour siége les couches profondes de cette membrane devenue elle-même plus ou moins opalescente, par suite d'œdème, par exemple. Il se pourrait dès lors que les variétés de rétinite pigmentaire sans pigment, signalées par Lebert, ne fussent autre chose que cela; cependant il n'est pas encore possible de l'affirmer.

Le second point intéressant est l'absence de cette disposition stellaire ramifiée que montre le plus souvent l'ophthalmoscope dans les amas pigmentaires. C'est que cette forme spéciale tient au siége habituel du pigment qui émigre le long de la gaîne des vaisseaux. C'est pourquoi on retrouve cette disposition non-seulement dans la rétinite tigrée, mais encore dans d'autres cas, les vieux glaucomes hémorrhagiques par exemple. Dans le cas actuel, le pigment choroïdien, n'ayant pas encore dépassé la couche externe des grains, où il n'y a pas de vaisseaux, ne pouvait pas revêtir la forme stellaire. Suivant les règles de la pathologie générale, les granulations pigmentaires ont été absorbées ici par les éléments voisins (cônes, bâtonnets et grains); de là la forme plus ou moins sphérique des amas pigmentaires.

Vu l'intégrité du tissu propre de la rétine, nul doute qu'ici l'origine du pigment infiltré ne soit le revêtement polygonal de la choroïde.

Les détails anatomiques qui précèdent, et que nous avons puisés, comme on le voit, aux meilleures sources, étant connus, nous allons passer en revue les diverses opinions émises par les auteurs sur le *siège* et la *nature* de la rétinite pigmentaire.

Donders croit à une inflammation chronique avec œdème de la membrane nerveuse, amenant une hypertrophie et une hypergénèse du tissu connectif de cette membrane. L'observation qu'il rapporte lui a fait admettre à tort que la lésion se localisait dans les couches antérieures de la rétine. On y lit, il est vrai, cette phrase : « Les couches profondes de la rétine paraissent normales, tandis qu'un lacis irrégulier et délicat de pigment pénètre toutes les couches renfermant des vaisseaux; ces derniers sont en général entourés de pigment »; mais, plus loin, l'auteur a soin d'ajouter que « la couche des bâtonnets manquait en grande partie ou semblait perdue dans une couche exsudative assez épaisse, et par contre les fibres nerveuses, les cellules ganglionnaires et les grains se distinguaient partout ».

Bien que le fait relaté par Junge laisse à désirer sous plusieurs rapports, on y trouve cependant un détail important, à savoir que, chaque fois que le pigment entourait un vaisseau rétinien, toutes les couches situées entre ce vaisseau et l'épithélium de la choroïde avaient disparu.

H. Müller professe, au sujet de la nature inflammatoire de la rétinite pigmentaire, la même opinion que Donders. Quoique le cas rapporté par lui ne soit pas réellement concluant, il pense que le pigment provient principalement de la choroïde, et accessoirement du sang extravasé et qui a subi l'altération pigmentaire.

D'après Schweigger, l'affection débuterait par la choroïde et les couches externes de la rétine. C'est plus tard que les éléments conducteurs (fibres nerveuses) sont atteints à leur tour. Pour lui, la présence du pigment n'a qu'une signification accidentelle et ses nombreuses préparations ne lui ont montré aucune relation bien évidente entre la quantité du pigment répandu dans la rétine et le degré d'atrophie de cette membrane. Il va même jusqu'à supposer que la maladie pourrait parcourir tous ses stades et aboutir à l'atrophie complète de la rétine et du nerf optique, en l'absence de toute production de pigment. Dans ce cas, dit-il, il existerait une ressemblance parfaite entre l'affection qui nous occupe et l'amaurose cérébrale. Ainsi Schweigger admet l'existence de la rétinite pigmentaire sans pigment. Quant à l'origine de ce dernier, il la place dans l'épithélium polygonal de la choroïde.

Maes, sans fournir des détails suffisants, dans l'observation qui lui est propre, dit pourtant que, dans les trois ou quatre points où la rétine était le plus fortement pigmentée, un exsudat la rendait très-adhérente à la choroïde.

D'après Windsor (1), la maladie débute et se localise

(1) WINDSOR, *Manchester Med. and Surg. Reports*, 1871.

presque toujours dans les couches externes de la rétine. Sa nature inflammatoire explique pourquoi, née dans la rétine, cette affection finit par envahir la partie voisine de la choroïde, le corps vitré, le nerf optique et la lentille, autant de lésions que l'auteur anglais considère comme secondaires.

Mauthner considère la rétinite pigmentaire comme une atrophie typique et progressive de la rétine et du nerf optique, sans processus inflammatoire.

Stellwag, de son côté, refuse à cette affection les caractères d'une forme spéciale de rétinite. Il n'y voit qu'une dégénérescence atrophique de la rétine, qui peut être consécutive à une inflammation quelconque de cette membrane.

Enfin, pour Bousseau (*loc. cit.*, p. 111), il y aurait une différence capitale entre les deux formes de rétinite pigmentaire, congénitale et acquise. La première constitue pour lui un fait tératologique, au même titre que le nævus, le pied bot, la surdi-mutité, etc. Puisque ce n'est pas le produit d'une phlegmasie, on ne saurait, dit-il, lui conserver le nom de rétinite ; il propose celui de *rétine pigmentée* ou tigrée. Quant à la rétinite pigmentaire acquise, il en fait une choroïdo-rétinite.

Chacune de ces hypothèses contient une certaine part de vérité, mais celle de Bousseau est le moins en harmonie avec ce que nous savons aujourd'hui de positif sur la nature de la rétinite pigmentaire congénitale. Si la variété congénitale était réellement un simple fait tératologique, on ne verrait pas cette affection faire des progrès incessants et conduire avec le temps à la cécité complète et définitive. Quant à la rétinite pigmentaire acquise, elle peut sans doute se compliquer de choroïdite; mais ce n'est pas la règle. C'est ainsi que Mooren, sur 64 cas de rétinite tigrée, a trouvé trois fois seulement des complications du côté de la choroïde. N'oublions pas, du reste, que beaucoup de ces rétinites soi-disant acquises ne sont que des rétinites congénitales aggravées, et que dès lors il n'y a pas lieu d'établir entre les deux variétés de rétinite pigmentaire une distinction aussi absolue que le veut Bousseau.

Marche. Durée. Terminaison. — La rétinite pigmentaire est en général une maladie essentiellement chronique. Ses débuts remontent ordinairement à l'enfance, et elle met habituellement de longues années, trente, quarante ou au delà, à parcourir ses divers stades. Exceptionnellement on voit la maladie évoluer d'une façon rapide; c'est ce qui s'observe chez certains fœtus qui contractent la maladie pendant la vie intra-utérine et qui sont aveugles au moment de leur naissance. L'examen ophthalmoscopique permet alors de constater les signes de la rétinite pigmentaire arrivée à sa dernière période, à savoir : atrophie complète du disque optique; rétrécissement excessif ou même absence complète des vaisseaux centraux; taches pigmentaires nombreuses et caractéristiques sur la rétine qui est elle-même atrophiée.

Diverses causes adjuvantes, un traumatisme, la fatigue des yeux, une lumière vive ou un soleil brûlant, comme cela se voit en Afrique ou sous les tropiques, peuvent accélérer la marche de la maladie, plus ou moins stationnaire jusque-là. Tous les signes caractéristiques de l'affection et en particulier les troubles fonctionnels, l'héméralopie et le rétrécissement concentrique du champ visuel, s'exagèrent alors et permettent de suivre pas à pas l'accroissement du mal.

Comme nous l'avons déjà dit, en règle générale, la rétinite pigmentaire occupe les deux yeux à la fois, elle s'y développe d'une manière égale et symétrique. Les cas de rétinite pigmentaire unilatérale chez l'homme sont, en effet, extrêmement rares et ne méritent pas tous la même créance. Aux deux faits déjà cités de Pedraglia et de Wecker, nous en ajouterons un troisième qui se trouve relaté par Baumeister (1) et qui a été recueilli à la clinique de Donders. Il s'agissait d'un cas de rétinite pigmentaire unilatérale avec surdité du même côté; les deux affections dataient de la naissance. Sur l'œil atteint, la vision était abolie déjà, et malgré cela l'œil opposé n'offrait rien d'anormal. L'auteur regrette l'absence de notions anatomiques sur la nature de la surdité qui se lie si souvent à la rétinite pigmentaire congénitale. Dans le cas actuel, l'oreille paraît avoir été atteinte d'un catarrhe ancien de la caisse du tympan.

La *terminaison* de la rétinite est toujours fatalement la même. Chaque année le champ visuel perd de son ampleur, le malade se trouve ainsi réduit à ne plus voir que suivant un point central qui, s'éteignant à son tour, plonge l'individu dans les ténèbres. Cette marche fatalement progressive peut présenter des temps d'arrêt plus ou moins longs, mais il arrive toujours un moment où la maladie prend le dessus et achève de détruire la vision. Les observations rares citées comme des exemples de guérison méritent confirmation, et pour nous, nous avons vu trop souvent prendre pour des rétinites pigmentaires des altérations bien différentes de la rétine et de la choroïde pour croire à ces guérisons.

Après tout ce qui vient d'être dit, il est inutile d'ajouter que le *pronostic* de la rétinite pigmentaire est grave. Tout

(1) Baumeister, *Arch. f. Ophthalm.*, XIX, 2, p. 361.

ce que l'on peut espérer, c'est de voir l'affection rester longtemps stationnaire.

Traitement. — Comme tous les auteurs qui ont écrit sur ce sujet, nous pensons que la thérapeutique est impuissante à enrayer les progrès de l'affection. Les saignées locales, les révulsifs, les dérivatifs de toutes sortes, les courants continus, n'ont absolument rien donné dans les mains des médecins qui les ont essayés. Le mercure et l'iodure de potassium, indiqués seulement dans les cas assez rares où l'on peut soupçonner la syphilis, n'ont pas donné de meilleurs résultats. Les toniques, le fer, les amers, les préparations de noix vomique, semblent avoir procuré quelque soulagement, moins en élargissant le champ visuel rétréci qu'en améliorant l'acuïté visuelle centrale. Les injections hypodermiques de sulfate de strychnine aux tempes paraissent avoir agi dans le même sens.

Mais si la thérapeutique est impuissante à rendre la vue à ceux qui l'ont perdue, il ne faut pas oublier que bien des causes peuvent contribuer à accélérer la marche de la rétinite pigmentaire. Le chirurgien doit alors intervenir pour recommander au malade d'éviter tout ce qui peut amener ce fâcheux résultat. Ainsi il conseillera le repos des yeux, le séjour dans un climat tempéré et à la campagne. Il faut éviter de s'exposer au soleil, à la lumière du gaz et à la poussière. Le malade devra porter habituellement des conserves fumées ou teintées en bleu cobalt. Il évitera de même tout effort d'accommodation, et, dans ce but, s'il est amétrope, il devra corriger au moyen de verres appropriés son vice de réfraction ou d'accommodation.

Toutes ces précautions pourront demeurer stériles, mais il suffit qu'elles puissent être utiles pour qu'on doive les conseiller, surtout en présence d'une affection aussi redoutable.

DOUZIÈME LEÇON

SOMMAIRE. — Décollement de la rétine. — Pathogénie. — Étiologie. Anatomie pathologique.

Le décollement de la rétine se montre exceptionnellement comme complication des rétinites, surtout de la rétinite albuminurique. Si nous en parlons ici, c'est autant pour compléter le cadre des lésions de nutrition dont la membrane nerveuse peut être le siége, que pour achever ce qui a trait aux choroïdites, objet principal de nos leçons de l'an dernier. On sait en effet, à n'en pas douter, que certaines variétés de choroïdite, et en particulier celle qui se lie à la myopie, exposent souvent les individus qui en sont atteints au décollement de la rétine.

Malgré les nombreux travaux qui ont paru sur ce sujet, bien des questions relatives à la pathogénie de cette affection restent encore à élucider. Des auteurs très-compétents, se fondant sur des données anatomo-pathologiques incomplètes, ont été conduits à admettre trois espèces principales de décollements rétiniens : les décollements par *distension*, les décollements par *soulèvement* et ceux par *attraction*. Nous allons montrer, en nous occupant tout de suite de la pathogénie de cette affection, que ces divisions sont plus spécieuses que fondées.

Pathogénie. — A l'état normal, la rétine est exactement

appliquée sur la choroïde à laquelle l'unit l'épithélium pigmentaire hexagonal. Le corps vitré se trouve de même en contact immédiat avec la face antérieure de la rétine, ou pour mieux dire avec la limitante interne, dont il n'est séparé par aucun liquide interposé et par aucune membrane propre enveloppante. En effet, d'après les recherches de Henle et d'Iwanoff, ce qui a pu faire croire pendant si longtemps à l'existence d'une membrane hyaloïde, c'est que, peu de temps après la mort, six heures environ, le corps vitré, en sortant de l'œil, entraîne avec lui la limitante interne de la rétine. La coque oculaire, tendue et peu extensible, ne permet pas au corps vitré sain de se porter en avant et d'abandonner la face concave de la rétine. On peut donc, sans crainte d'être démenti, poser cet axiome : *Tant que le corps vitré conserve son volume normal et ses propriétés physiques et chimiques, le soulèvement de la rétine par un liquide interposé entre cette membrane et la choroïde, ce qui est le cas dans le décollement rétinien véritable, est chose impossible.*

Nous excluons, dès maintenant, de la classe des décollements vrais, le soulèvement de la rétine par une tumeur sans interposition de liquide entre le néoplasme et la membrane nerveuse. En pareil cas, la rétine soulevée continue en effet à adhérer à la choroïde ou à la tumeur qui en provient, et il n'y a pas de décollement. Le décollement n'existe, avec les caractères qui lui sont propres, qu'autant qu'un exsudat liquide s'interpose entre la rétine et la masse néoplasique.

Iwanoff (1) le premier a démontré que, dans la sclérec-

(1) IWANOFF, *Comptes rendus du congrès international d'ophthalmologie*, 1867, p. 121, et *Archiv. f. Ophthalm.*, XV, 2.

tasie, le décollement de la rétine était précédé d'un décollement du corps vitré avec interposition d'un liquide séro-albumineux entre le corps vitré et la rétine demeurée en place. Lorsque la membrane nerveuse se décolle à son tour de la choroïde, un liquide identique au précédent s'accumule entre ces deux membranes.

Ce liquide, d'un jaune foncé, parfois même brunâtre, contient une grande quantité de matières coagulables, parfois aussi des cristaux d'hématine et de cholestérine. De plus, on trouve dans celui qui remplit la poche rétinienne des cellules épithéliales pigmentées, ainsi que des cônes et des bâtonnets plus ou moins altérés dans leur forme et ayant subi la dégénérescence colloïde.

Pendant que le liquide s'interpose entre la rétine, préalablement décollée ou non, et le corps vitré, celui-ci se condense et se ratatine de plus en plus. La membrane limitante de la rétine, au lieu d'avoir son aspect lisse, présente à son tour des saillies vésiculeuses du volume d'une tête d'épingle, dues au soulèvement de sa trame par l'interposition d'une matière amorphe au point où les fibres radiées s'insèrent sur cette membrane. Sur la limite du décollement, l'humeur vitrée adhère intimement à la limitante interne, au point que la lame élastique suit le corps vitré lorsqu'on exerce une traction sur ce dernier.

Græfe (1) admet également que le décollement du corps vitré dans la sclérectasie précède le décollement de la rétine ; il lui assigne comme caractère ophthalmoscopique la présence au fond de l'œil d'une opacité sous forme d'un reflet

(1) GRÆFE, *Klinische Monatsblätter für Augenheilk.*, 1868, p. 301.

grisâtre uniforme, et qui tranche sur le reste de l'humeur vitrée.

Poncet (de Cluny) (1), étudiant un certain nombre d'yeux malades énucléés et plongés dans le liquide de Müller, est arrivé à cette conclusion qu'au début du décollement il s'agit d'un liquide épanché entre la choroïde et la rétine. Le corps vitré se ramollit et se rétracte plus tard à l'époque de ce qu'il appelle la seconde période du décollement. Voici quelle est, d'après Poncet, la marche de cette altération.

En même temps que l'épanchement sous-rétinien se produit, l'épithélium polygonal se détache et subit la dégénérescence colloïde. L'auteur ne dit ni pourquoi ni comment se fait ce décollement rétinien, ce qui est d'autant plus regrettable que, d'après ses propres recherches, la choroïde ne montre ni prolifération de son stroma, ni altération appréciable des parois vasculaires, même dans une période avancée de la maladie. — Les cônes et les bâtonnets s'altèrent aussi en grand nombre, puis la dégénérescence colloïde se montre dans les couches granuleuses et les cellules lymphatiques. La rétine s'infiltre ainsi de plus en plus du liquide sécrété et du pigment détaché de la choroïde, ou plutôt, comme nous l'avons vu, de la rétine. Ce pigment fuse dans le corps vitré où le microscope le montre en abondance à toutes les phases de la régression colloïde. On y rencontre aussi du sang, de la cholestérine et des globules blancs. La présence de tous ces corps étrangers développe une véritable hyaloïdite qui se caractérise par le retour de l'humeur vitrée à son état primi-

(1) PONCET (de Cluny), *Des décollements spontanés de la rétine*, *Mémoires de la Soc. de biologie*, 27 oct. 1873, et *Gaz. hebd.*, 1873, p. 703.

tif, c'est-à-dire à l'état de tissu muqueux embryonnaire : cellules à prolongements multiples anastomosés, formant de véritables trouées. Plus tard le tissu muqueux embryonnaire se transforme en un véritable tissu fibreux feutré, bien organisé, avec des capillaires nombreux, formant comme une masse ratatinée derrière le cristallin. Ce dernier, dans les périodes ultimes, subit la métamorphose graisseuse, et finalement la choroïde elle-même se détache de la sclérotique sur plusieurs points. En terminant, l'auteur insiste sur ce fait qu'à toutes les périodes du décollement la desquamation de l'épithélium noir polygonal est un fait constant. En d'autres termes, il y attache une grande importance au point de vue de la production du décollement ; mais ici encore nous ferons observer que, dans bien des cas de choroïdite, ectatique ou non, comme aussi dans la rétinite pigmentaire, les lésions de cette couche épithéliale existent et qu'elles s'accompagnent rarement d'un décollement rétinien. Cela prouve qu'il existe un autre facteur laissé dans l'oubli par Poncet ; ce facteur nous paraît être certainement une altération de l'humeur vitrée, préexistante et non consécutive au décollement, comme le veut cet auteur, et en cela nous partageons l'opinion d'Iwanoff. A l'appui de cette opinion, nous citerons également les recherches toutes récentes de Rachmann (1).

Au début de son travail, ce dernier auteur s'appuie sur des considérations qu'il ne sera pas inutile de citer ici.

« Dans le décollement de la rétine, dit-il, tous les signes extérieurs de l'inflammation font défaut, outre que dans un certain nombre de cas les milieux restent transparents. La

(1) RACHMANN, *Ueber die Netzhautablösung und die Ursache ihrer Entsteung. Arch. f. Ophthalm.*, XXII, 4, p. 233, 252, année 1876.

rétine elle-même, sauf dans les cas relativement rares de rétinite albuminurique préexistante, se montre exempte de lésions importantes dans les parties décollées, et tout à fait normale dans les points où elle demeure adhérente à la choroïde. Les vaisseaux centraux ont leur calibre normal et n'ont pas la moindre apparence d'hyperémie ni de varicosités. Que, dans les cas invétérés, la partie décollée et les parties voisines s'altèrent à la longue, l'auteur se garde bien de le nier.

Dans les cas tout à fait récents, le liquide épanché est transparent. Plus tard, il devient trouble, floconneux, et contient une grande quantité d'albumine (Bowman) qui parfois se coagule spontanément pendant la vie (Liebreich). Dans les cas invétérés, Rudnew a trouvé une substance fibrineuse coagulable à l'air et par la coction.

Le soulèvement de la rétine par un liquide provenant de la choroïde supposerait soit une augmentation de volume du globe, soit une diminution de volume du corps vitré, ou pour le moins une propulsion de l'humeur vitrée en avant, toutes hypothèses difficiles à concilier avec ce fait d'observation, à savoir le peu de temps que met parfois le décollement à se produire. H. Müller (1) avait déjà fait la même remarque.

Si l'on envisage les rapports du corps vitré, à l'état normal, avec les parties qui l'entourent, il devient difficile de comprendre qu'un décollement rétinien puisse se produire sans aucune altération préalable. En effet, ce corps, élastique et placé dans une coque tendue et à peine extensible, comme la sclérotique, doit s'opposer à tout soulèvement de la rétine. La preuve que, dans ce cas, le corps vitré est altéré, c'est

(1) H. MULLER, *Arch. f. Ophth.*, IV, 1, p. 372.

que la rétine décollée, loin de se trouver à l'étroit, flotte comme dans un espace vide, au milieu d'un liquide ténu, corps floconneux et flottants qui souvent précèdent l'apparition du décollement de la rétine chez les myopes et qui sur le second œil, resté sain jusque-là, peuvent en être le symptôme précurseur : d'après la remarque de Græfe (1), ces corps flottants prouvent que l'altération du vitréum précède le soulèvement de la rétine au lieu d'en être la conséquence. Il est assez fréquent, il est vrai, de voir le décollement se montrer sur des yeux dont la tension est normale ou même exagérée, sur des yeux glaucomateux par exemple, comme dans les cas cités par Arlt (2), Pagenstecher (3), Schweigger et par moi (4); mais habituellement c'est sur des yeux mous que l'on observe ce décollement.

Certaines lésions extra-oculaires, par exemple la thrombose de la veine ophthalmique et la compression de cette veine (abcès intra-orbitaires, tumeurs, épanchements de sang, adénie), semblent prédisposer parfois au développement d'un décollement rétinien, et ce décollement peut disparaître lorsque la cause de la compression a cessé d'agir. On a cherché à expliquer ce décollement par une sorte d'hydropisie sous-rétinienne résultant de la gêne apportée à la circulation en retour de la veine ophthalmique, mais le sang de cette veine trouve dans son anastomose à plein canal avec l'angulaire de la face une voie de dérivation suffisante. D'ailleurs la ligature expérimentale de la veine ophthalmique n'a produit sur les animaux aucune espèce de décollement rétinien.

(1) Græfe, *Arch. f. Ophth.*, III, 2, p. 395.
(2) Arlt, *Augenheilkunde*, Bd. 2, 1856.
(3) Pagenstecher, *Arch. f. Ophth.*, VII, 1, p. 92.
(4) Rachmann, *loc. cit.*, p. 241-242.

Chez l'homme, les diverses causes de compression ou de thrombose provoquent exceptionnellement un décollement de la rétine. On est donc conduit à admettre un autre facteur, peut-être une lésion antérieure ou concomitante des milieux ou des membranes de l'œil, comme je l'ai observé chez un individu qui présentait en même temps que le décollement un double œdème orbitaire et chez lequel j'ai pu constater l'existence d'une double rétinite albuminurique préexistante.

Des diverses considérations qui précèdent, Rachmann se croit autorisé à conclure que *le décollement rétinien ne résulte en définitive ni d'une simple exsudation de la choroïde, ni d'une attraction par le tissu cicatriciel du corps vitré, ni d'un obstacle à la circulation veineuse*. A toutes ces causes il doit s'en ajouter une autre bien plus importante, à savoir l'altération de consistance et de composition chimique de l'humeur vitrée. Par suite de cette altération, il se développerait, dit-il, une substance nouvelle ayant pour effet de troubler les phénomènes de diffusion ou d'osmose tels qu'ils se passent normalement entre le corps vitré et le sang qui circule dans les capillaires de la choroïde, au travers d'une membrane animale interposée, la rétine. Pour qu'il s'accumule un liquide albumineux derrière la rétine, l'auteur pense qu'il suffit d'une modification dans la constitution chimique du corps vitré; il admet toutefois que cette altération du corps vitré est assez souvent sous la dépendance d'une lésion de nutrition de la choroïde. Le mouvement osmotique qui se produit alors a pour effet de faire passer le liquide albumineux du sang sous la rétine, en même temps qu'un second courant s'établit d'avant en arrière, du corps vitré vers l'espace sous-rétinien. Comme toutes les membranes animales, la rétine ne se laisse pas facilement traverser par les solutions fortement albuminoïdes : aussi elle est soulevée sous forme de poche.

Cette théorie, tout ingénieuse qu'elle soit, ne saurait être acceptée sans preuves expérimentales directes; c'est pourquoi l'auteur a institué des expériences sur les animaux.

Sur des chiens ou des lapins, il injecte dans l'œil, au voisinage du pôle postérieur, une certaine quantité d'une solution aqueuse de sel marin, contenant 6 à 10 pour 100 de ce sel. A cet effet, il se sert d'une très-fine canule pour diminuer autant que possible le traumatisme de l'œil en expérience. Quelque temps après l'injection, on voit survenir un trouble de l'humeur vitrée qui peut aller jusqu'à rendre le fond de l'œil inéclairable. D'autres fois cependant ce trouble est peu de chose, ce qui permet de constater, comme cela est arrivé sur trois chiens et deux lapins, un décollement de la rétine. Lorsqu'on se sert de solutions salines faibles, les mêmes phénomènes se produisent, mais plus tardivement. Les injections d'eau simple n'ont rien produit de semblable. Sur les deux lapins qui ont offert un décollement de la rétine, on a pu constater un soulèvement sacciforme de toute la moitié interne de cette membrane. Sur l'un d'eux le décollement recouvrait même la moitié interne de la papille et l'on pouvait y suivre les vaisseaux. Ce soulèvement a été en diminuant, et quatre semaines après, la rétine se trouvait réappliquée sur la choroïde. Plus tard, le trouble de l'humeur vitrée qui avait persisté, disparut à son tour.

Sur d'autres lapins en expérience, il a pu constater ultérieurement des lésions choroïdiennes (plaques jaunes et hyperplasies pigmentaires) en même temps que des masses jaunâtres, de nature indéterminée, dans le corps vitré et dans les procès ciliaires. Le liquide contenu dans la poche rétinienne fut extrait dans un cas à l'aide d'une seringue aspiratrice et analysé par Hoppe-Seyler. Sur 100 parties il y avait :

Eau	97,05
Résidu solide	2,95

Ce résidu solide était formé de :

Albumine	2,159
Sels, etc	0,791

Le principal fait qui ressorte de ces expériences sur les animaux, c'est que, par une modification apportée dans la constitution de l'humeur vitrée, du liquide albumineux peut se collecter entre la rétine et la choroïde, au point de soulever la première de ces membranes *sans que pour cela il soit nécessaire que la rétine subisse une solution de continuité*. Ce résultat est en désaccord avec l'opinion formulée par Iwanoff, par Wecker et Jæger. D'après ces auteurs, une *déchirure* de la rétine produite par la rétraction de l'humeur vitrée pourrait seule expliquer le passage entre la rétine et la choroïde, du liquide sécrété dans le corps vitré. Poncet, dans le travail que nous avons déjà cité, considère cette rupture de la rétine comme une hypothèse que l'anatomie pathologique n'a pas encore sanctionnée.

Les détails dans lesquels nous sommes entré nous paraissent démontrer que la classification aujourd'hui classique des décollements de la rétine par *distension*, par *soulèvement* et par *attraction* ne répond pas à l'étude rigoureuse des faits ; c'est au moins là l'avis de Rachmann et de Poncet.

Étiologie. — Quelle que soit l'idée que l'on se fasse du mode de production du décollement de la rétine, voici quelles sont les causes qui lui donnent le plus souvent naissance.

En premier lieu, nous mentionnerons la *choroïdite ectatique* ou sclérectasie, telle qu'on l'observe dans les forts degrés de myopie à marche progressive. Græfe pensait que la sclérotique et la choroïde étant plus extensibles que la rétine, subissaient seules le mouvement de recul, tandis que la rétine, restée en place, se trouvait par cela même détachée des deux premières tuniques ; mais cette opinion ne peut se soutenir. Iwanoff a montré, avons-nous dit, qu'en pareil cas il se faisait, avant le décollement de la rétine, un décollement du corps vitré et un épanchement entre les deux substances. Le ramollissement floconneux de l'humeur vitrée et les lésions choroïdiennes (plaques de choroïdite atrophique) qui accompagnent ordinairement les degrés élevés de myopie, expliquent suffisamment les troubles de nutrition qui surviennent et le décollement qui en est très-probablement la suite. Un point restait à élucider : pourquoi, parfois, de deux yeux également myopes, offrant des lésions en apparence identiques du corps vitré et de la choroïde, l'un est-il atteint d'un décollement de la rétine sans que l'autre soit intéressé? C'est là une question que l'on ne peut résoudre, au moins dans l'état actuel de nos connaissances, d'une façon précise.

L'*issue de l'humeur vitrée*, par suite d'une blessure ou pendant l'extraction de la cataracte, peut devenir cause à son tour du décollement de la rétine. Lors même qu'il n'y aurait pas de perte de l'humeur vitrée, une *déplétion trop brusque de l'œil*, au moment de l'écoulement de l'humeur aqueuse et de la sortie du cristallin, produit parfois le même effet. Ici encore le décollement du corps vitré sur son pôle postérieur joue un rôle important. Du liquide s'épanche alors, d'après les recherches d'Iwanoff, non dans l'intérieur de la masse vitrée, comme on l'avait cru jusque-là, mais entre le corps vitré et la rétine. En même temps les vaisseaux de la choroïde, soumis à une tension moindre, laissent écouler du sang ou de la sérosité entre la rétine et la choroïde, et le décollement se trouve constitué. Enfin le corps vitré subit presque toujours des troubles de nutrition caractérisés par un défaut de transparence. Ces troubles aboutissent à la transformation conjonctive de cet organe, et son ratatinement final ne fait qu'exagérer à son tour le décollement. Ainsi le décollement par attraction s'ajoute au décollement par soulèvement, preuve nouvelle de l'inanité des classifications de ce genre.

Une *tumeur choroïdienne* peut, en modifiant la nutrition de cette membrane et celle du corps vitré, produire un épanchement à la fois sous-rétinien et sous-hyaloïdien, et devenir ainsi cause d'un décollement rétinien véritable qui cache en totalité ou en partie le néoplasme.

Un autre ordre de causes, que nous avons signalé déjà à propos de la pathogénie et dont le mode d'action n'est pas encore bien élucidé, consiste dans la thrombose ou la compression des veines de l'orbite consécutivement à des *abcès*, des *épanchements sanguins* ou à des *tumeurs* développées dans cette cavité.

L'inflammation du corps vitré, produite directement par la présence d'un corps étranger venu du dehors, du cristallin déplacé, d'un cysticerque, etc., ou par propagation d'une inflammation de voisinage, comme cela se voit souvent pour l'irido-choroïdite chronique et les blessures de la région ciliaire, peuvent, en développant une transformation embryonnaire et une transformation conjonctive de son tissu, devenir cause de décollement de la rétine. Dans ce cas encore l'attraction se joint au décollement du corps vitré et à l'épanchement de sérosité sous la rétine (soulèvement).

Certaines affections de la rétine, et en particulier la *rétinite albuminurique*, peuvent, comme nous l'avons dit, causer le décollement de cette membrane. Ce résultat est probablement dû à la participation du corps vitré et de la choroïde à l'inflammation. Galezowski (*loc. cit.*, p. 675) parle également de la *rétinite syphilitique* et du *rhumatisme articulaire* aigu avec retentissement sur les viscères (péricardite et pleurésie). Cuignet (1), de son côté, mentionne parmi les causes du décollement la *rétinite séreuse*, dont les signes fonctionnels seraient alors ceux du décollement lui-même.

Pour notre compte, nous n'avons jamais eu l'occasion de rencontrer des cas analogues à ceux qui ont été cités par ces deux auteurs; mais ce que nous avons vu parfois, ce sont des décollements rétiniens simples et même doubles, survenant chez des individus indemnes de toute myopie et qui n'avaient présenté jusque-là aucune affection oculaire. Ni la syphilis, ni la scrofule, ni le rhumatisme, ni l'albuminurie, ni la glycosurie ne pouvaient être mis en cause; on ne saurait donc donner à ces cas, tout à fait exceptionnels, aucune explication plausible.

Citons enfin, pour terminer ce qui a rapport à l'étiologie,

(1) Cuignet, *Recueil d'ophthalmologie*, Paris, 1874, p. 327.

le fait très-curieux d'une jeune fille hystérique, atteinte d'un léger degré de sclérectasie postérieure et qui, prise de fortes convulsions sous l'influence du chloroforme, se décolla la rétine. Sortie du sommeil chloroformique, cette malade s'aperçut d'une diminution considérable de la vision de son œil droit. Schirmer (1) reconnut à l'ophthalmoscope un décollement de la rétine.

Anatomie pathologique. — Nous avons déjà parlé de la nature du liquide contenu dans la poche formée par le décollement de la rétine. Les éléments figurés que l'on y rencontre parfois sont des globules rouges du sang, des paillettes de cholestérine et assez souvent des leucocytes. C'est surtout dans les décollements anciens que l'on rencontre ces éléments.

La rétine décollée conserve assez longtemps sa structure normale pour que, s'il y a recollement de cette membrane, la vision puisse revenir au moins en partie. On n'observe l'atrophie que dans les cas déjà anciens, et ce sont les couches granuleuses qui y échappent le plus facilement. C'est dans ce cas également que les parois des vaisseaux subissent une altération scléreuse et que les cônes et les bâtonnets, gonflés et macérés dans le liquide de la poche sous-rétinienne, augmentent notablement de volume, comme Klebs l'a constaté (2).

Les lieux d'élection du décollement, au moins au début, sont les parties *supérieures* et *équatoriales* de l'œil, puis vient la partie inférieure ; telle est notre opinion, fondée sur

(1) Schirmer, *Klin. Monatsblätter für Augenheilkunde*, 1871, p. 210, et *Annales d'oculistique*, t. LXVIII, p. 244, 1872.

(2) Klebs, *Anatomische Beiträge, etc.*, *Archiv. f. Ophth.*, XI, 2, p. 243.

l'observation de faits nombreux; telle est également celle de Wecker (1), tandis que Galezowski (2), à propos des signes ophthalmoscopiques du décollement, dit tout le contraire. Pour lui, la masse blanchâtre (aspect sous lequel se présente le décollement) occupe le plus souvent la partie *inférieure et externe* du fond de l'œil; quelquefois pourtant elle est placée, dit-il, directement en bas, en haut ou même en dedans.

A mesure que le décollement fait des progrès, il envahit les parties déclives et même s'accentue davantage de ce côté. Alors on peut voir la totalité de la rétine se décoller sous forme d'un entonnoir fixé par son sommet à la papille et par sa base aux procès ciliaires. C'est le décollement dit en *entonnoir* de Græfe.

Il n'est pas rare de reconnaître des flocons du corps vitré, des cristaux libres de cholestérine, ou même des globes ciliaires rendus chatoyants par le dépôt à leur surface de paillettes de tyrosine, tels qu'ils ont été décrits par Poncet dans le synchisis étincelant.

La cataracte se montre assez souvent à la suite d'un décollement rétinien, surtout chez les jeunes sujets. Il est important de connaître ce fait pour juger les chances de l'extraction (Græfe).

Des apoplexies rétiniennes peuvent survenir de deux façons : ou bien il s'agit d'une rétinite albuminurique qui a précédé le décollement, ou bien il s'agit d'apoplexies consécutives à celui-ci et dues à la gène circulatoire de la rétine.

Enfin on peut rencontrer comme lésions concomitantes l'iritis et l'irido-choroïdite, avec ou sans atrophie totale du

(1) WECKER, *Traité des maladies du fond de l'œil*, p. 155.
(2) GALEZOWSKI, *Traité des maladies des yeux*, p. 670.

globe. C'est sur des yeux devenus ainsi phthisiques à une période éloignée du mal qu'on rencontre du tissu conjonctif vascularisé ou même des ossifications véritables dans l'intérieur de l'entonnoir formé par la rétine décollée. Pagenstecher (1) cite un cas de ce genre où le cristallin était en même temps crétifié et séparé de la substance osseuse par une couche de tissu conjonctif. Nous-même avons observé une véritable ossification du cristallin qui se trouvera représentée avec tous ses détails dans notre atlas d'ophthalmologie.

(1) PAGENSTECHER, *Klin. Monatsblätter*, 1871.

TREIZIÈME LEÇON

SOMMAIRE. — Décollement de la rétine (suite). — Signes ophthalmoscopiques. — Signes fonctionnels. — Pronostic et marche. — Diagnostic différentiel. — Traitement.

Avant la découverte de l'ophthalmoscope, le *diagnostic* du décollement de la rétine n'était possible que lorsque cette membrane, fortement décollée, s'avançait jusqu'auprès de la face postérieure du cristallin. La rétine, alors visible même à la lumière du jour, apparaît comme une masse tremblotante, bleuâtre, chatoyante, ou blanc jaunâtre, bosselée et parcourue par des lignes brunâtres qui sont les vaisseaux propres de cette membrane.

Depuis la découverte de l'ophthalmoscope, on a pu établir le diagnostic dès le début de l'affection, et le nombre des décollements reconnus est devenu nécessairement bien plus grand que par le passé.

Dans l'examen à l'ophthalmoscope, il faut procéder par ordre si l'on veut se renseigner exactement sur l'état de la lésion et éviter les erreurs. Il faut pratiquer d'abord l'examen à l'image droite, puis l'examen à l'image renversée.

L'exploration de l'œil à l'image droite se fait à l'aide du miroir seul, pendant qu'on invite le malade à porter successivement son œil dans toutes les directions. Le malade présente ainsi à l'observateur, l'une après l'autre, les différentes parties de la rétine, et dans les points où cette membrane est soulevée on constate, outre les caractères précédemment décrits, un mouvement d'ondulation qui indique l'accumulation d'un liquide entre la choroïde et la rétine. Un autre caractère important, révélé par ce mode d'exploration, consiste dans ce fait qu'il est impossible d'observer distinctement et à la fois les vaisseaux qui rampent sur la portion décollée de la rétine et sur la portion qui est restée en place. Pour voir ces derniers, il faut se rapprocher de l'œil observé, c'est-à-dire s'adapter pour une distance plus longue que lorsqu'il s'agit de la portion décollée de la rétine. En d'autres termes, tandis que le fond de l'œil, généralement myope, se trouve au delà du foyer des milieux de l'œil, la partie décollée de la rétine se montre, comme dans l'hypermétropie forte, en deçà de ce même foyer, et cela d'autant plus que le décollement est plus prononcé. Non-seulement on acquiert ainsi la certitude qu'une portion de la rétine a quitté le plan de la choroïde pour se porter en avant, mais on peut mesurer approximativement le degré de son soulèvement.

Après avoir acquis par l'éclairage direct ces notions sur le siége, l'étendue et le degré du décollement de la rétine, on examine le fond de l'œil à l'image renversée, c'est-à-dire en interposant entre l'œil observé et le miroir une lentille biconvexe. Ce dernier mode d'observation fait mieux saisir l'ensemble de la rétine et détermine avec plus de précision l'état de la papille et la disposition des vaisseaux jusqu'au niveau du décollement. La papille optique est généralement visible, sauf dans certains cas de décollement très-étendu qui s'avance sur elle en la recouvrant plus ou moins. Elle offre assez souvent une coloration rouge et un aspect nuageux, indice d'une congestion avec infiltration du nerf optique. En suivant les vaisseaux qui en partent, on ne tarde pas à découvrir le décollement qui, par sa coloration d'un blanc grisâtre et par la fluctuation (mouvement de drapeau) dont il est le siége, tranche nettement sur l'aspect rouge orange des parties saines.

La limite qui sépare le décollement du reste du fond de l'œil est très-tranchée et d'un blanc plus mat du côté de la papille; elle est moins bien délimitée dans le sens de l'ora serrata. La surface du décollement est sillonnée, en outre, de vaisseaux rétiniens et de lignes irrégulières, d'un blanc opaque, correspondant aux plissements de la rétine.

La disposition des vaisseaux mérite d'autant plus d'attention, que parfois elle peut nous renseigner à elle seule sur l'existence d'un décollement à peine prononcé et dont la transparence tranche peu sur le reste du fond de l'œil. On sait, en effet, qu'au début la rétine décollée conserve sa transparence; on peut voir au travers la couche rouge orange de la choroïde, tandis qu'avec le temps le tissu de la rétine et peut-être même le liquide sous-rétinien subissent des altérations qui les rendent opaques. Les vaisseaux, arrivés à la périphérie du décollement, décrivent nécessairement des coudes, des crochets, de sorte que, dans les cas de soulèvement très-marqué de la rétine, on croit voir sur les vaisseaux des solutions de continuité sur le décollement même et, par suite du contraste des couleurs rouge foncé et blanche, les vaisseaux se montrent comme autant de lignes brunes ou noires. Cette coloration est d'autant plus accusée que le décollement est devenu lui-même plus blanc, c'est-à-dire moins transparent.

Parfois la partie décollée de la rétine se déchire spontanément ; dans ce cas, la coloration mate du décollement peut faire longtemps défaut. La mobilité de la partie décollée peut également manquer. Cela s'observe dans les cas de décollement circonscrit ou quand des adhérences morbides servent à relier la rétine à la choroïde sous-jacente. La même chose peut arriver lorsqu'une tumeur de la choroïde, augmentant de volume, finit par se mettre en contact, sans interposition de liquide, avec la rétine qu'elle soulève. C'est ce qui s'observe en particulier dans le sarcome de la choroïde. Le diagnostic de ces deux affections repose en partie sur la présence d'une vascularisation sous-rétinienne anormale dans le cas de sarcome, ne rappelant en rien ni la disposition bien connue des vaisseaux de la rétine, ni celle des vaisseaux tourbillonnés de la choroïde normale.

Le décollement rétinien se liant le plus souvent à une myopie avancée, on ne sera pas étonné de rencontrer en même temps d'autres lésions de l'œil, par exemple, une choroïdite atrophique, un synchisis avec corps flottants de l'humeur vitrée qui, en altérant la transparence de ce milieu, peut cacher l'existence du décollement; plus rarement il s'agit d'un synchisis étincelant.

Enfin, une cataracte ou des synéchies irido-capsulaires peuvent rendre le diagnostic anatomique impossible. Toutefois ces cas constituent l'exception, et le plus souvent les milieux conservent une transparence assez grande pour permettre l'examen du fond de l'œil.

Généralement, dans le décollement de la rétine, la tension

de l'œil est conservée ou bien elle est diminuée ; ce caractère peut servir, en cas de doute, à différencier cette affection d'une tumeur intra-oculaire. Dans ce dernier cas, en effet, la tension est augmentée. Une autre différence réside dans la marche des deux lésions. Tandis que le début du décollement est brusque, celui d'une tumeur de l'œil est, au contraire, lent et progressif. Mais on conçoit que, lorsqu'on n'a pu suivre la marche de la maladie, ou lorsqu'il s'agit d'enfants en bas âge, le doute puisse être permis.

Nous ajouterons quelques mots sur le *décollement de la rétine chez les enfants*, affection dont nous avons observé un exemple remarquable à plus d'un titre. Il y a huit ans, il nous fut amené, à l'hôpital Saint-Louis, un petit garçon d'un an qui, au dire de la mère (nous avons conservé des doutes sur l'exactitude de ce renseignement), offrait depuis sa naissance un reflet blanc de la papille gauche. Desmarres, consulté un mois avant l'époque où nous vîmes pour la première fois l'enfant, porta le diagnostic de tumeur maligne et proposa l'énucléation immédiate du globe. Voici ce que nous avons constaté à notre tour : le volume et l'aspect extérieurs de l'œil gauche étaient absolument normaux, la papille était moyennement dilatée, insensible à la lumière, mais sensible à l'action de l'atropine. La consistance de l'œil était très-peu au-dessous de la normale. Le cristallin était absolument transparent, mais immédiatement en arrière il existait une masse blanche, cérébriforme, privée de tout mouvement de fluctuation ou d'ondulation, et n'offrant à sa surface aucun des vaisseaux de la rétine.

En présence de tous ces signes, nous avons pensé qu'il s'agissait d'une tumeur gliomateuse (fongus médullaire) de la rétine, et, comme Desmarres, nous conseillâmes l'énucléation, qui fut acceptée par la mère de l'enfant.

L'œil droit était absolument normal, emmétrope et n'offrait aucune lésion.

L'énucléation de l'œil gauche me montra que Desmarres et moi nous avions fait une erreur de diagnostic et qu'il s'agissait, dans ce cas, non d'un gliome, mais d'un décollement total de la rétine. En effet, après avoir pratiqué une section équatoriale de l'œil énucléé, nous vîmes tout l'hémisphère postérieur de la choroïde absolument sain. Seul l'épithélium pigmentaire hexagonal, resté partout adhérent à la choroïde, semblait d'un noir charbonneux et comme hyperplasié. Nous avons constaté ce fait dans tous nos cas de décollement rétinien total sans choroïdite ectastique. Quant à la rétine il n'y en avait pas trace, elle avait été partout décollée, même au niveau de la papille.

L'hémisphère antérieur offrait à son tour les caractères suivants : les procès ciliaires étaient sains, ainsi que l'iris et le cristallin. Immédiatement derrière le cristallin, et lui adhérant bien que faiblement, on trouvait une masse blanche membraneuse, formée par toute la rétine plissée et ratatinée, et par des débris du corps vitré ayant subi l'un et l'autre l'altération conjonctive et ne possédant aucun vaisseau visible à l'œil nu. Toute la poche intermédiaire à la choroïde et à la rétine décollée était remplie par une sérosité citrine et albumineuse sans flocons ni autres corps solides, rappelant, en un mot, tous les caractères du liquide de l'hydrocèle.

Ce fait démontre donc, à n'en pas douter, 1° que le décolement de la rétine peut se développer en bas âge, peut-être même pendant la vie intra-utérine; 2° qu'il faut se garder de confondre ces cas avec les gliomes et les glio-sarcomes de la rétine, qui, on le sait, sont loin d'être rares chez les enfants.

Sous quelle influence se produit, à cet âge, le décollement total de la rétine, et comment peut-on éviter la confusion entre deux lésions dont les signes ophthalmoscopiques offrent tant de points de ressemblance et qui cependant offrent tant de différences au point de vue du pronostic et du traitement? Ce sont là des questions que nous n'essayerons pas de résoudre, car nous manquons des éléments d'une solution.

Troubles fonctionnels. — Le premier symptôme est un trouble général et brusque de la vision : un voile cache une partie plus ou moins étendue du champ visuel. D'après ce que nous avons dit à propos de l'anatomie pathologique, on conçoit que l'obscurcissement occupe le plus souvent, au moins au début, la partie inférieure du champ visuel, pour gagner ensuite de proche en proche les parties élevées. Le contraire existe lorsque le décollement commence par la partie inférieure au lieu de débuter par la supérieure. Beaucoup plus rarement c'est une moitié externe ou interne qui se trouve primitivement obscurcie; il faut alors se garder de confondre ce fait avec une hémiopie de cause cérébrale, surtout lorsque les deux moitiés homologues, droites ou gauches, des deux rétines, deviennent à la fois le siége d'un double décollement, ce qui est extrêmement rare. La ligne de séparation des parties de la rétine devenues invisibles est en général très-nettement délimitée et offre parfois de légères flexuosités en rapport avec l'aspect ondulé du décollement. Cette lacune du champ visuel est ordinairement bordée d'une zone de largeur variable, dans l'étendue de laquelle la vision peut s'exercer, bien que d'une façon confuse et indistincte.

Un autre signe qui manque rarement, et seulement dans les cas où le décollement occupe une partie périphérique et tout à fait limitée de la rétine, c'est la *métamorphopsie*. Les lignes droites paraissent alors courbes ou brisées et les lettres dissociées ou rompues par places. Pour les objets plus gros, le malade ne voit plus qu'une partie, l'autre restant dans l'ombre.

Si la partie de la rétine décollée conserve encore un certain degré de sensibilité à la lumière, il n'est pas rare de voir le malade se plaindre de phénomènes d'irisation. Ainsi les malades voient les objets éclairés en bleu ou en violet et bordés de rouge (*chromatopsie*). Cela peut tenir en partie à l'état très-fortement hypermétrope des parties de l'œil qui sont le siége du décollement.

Tout prodrome fait en général défaut, ce n'est que dans des cas exceptionnels que le malade accuse des étincelles ou des mouches volantes, ainsi qu'un obscurcissement passager et périodique de la vue, comme signes précurseurs de courte durée. Il arrive parfois qu'une partie du champ visuel, primitivement couverte, semble s'éclaircir peu à peu ; cela tient au déplacement du liquide sous-rétinien et à sa résorption partielle.

Pronostic et marche. — Le décollement de la rétine est une des plus graves lésions dont l'œil puisse devenir le siége. On cite quelques cas de guérison spontanée, mais ces cas forment l'excessive minorité.

Après un état longtemps stationnaire, dix ans ou plus, on voit le mal faire de nouveaux progrès pour aboutir au décollement complet de la rétine. Chez les enfants en bas âge, surtout pendant la vie intra-utérine, le soulèvement de la rétine peut devenir total dans un temps relativement très-court, comme il nous a été donné de l'observer.

A une période avancée du mal on peut craindre encore les effets fâcheux de la rétraction du corps vitré; cette rétraction déforme le globe, le rend petit et mou (phthisique), et peut, en déterminant des tiraillements sur l'iris et les procès ciliaires, provoquer le développement d'une iritis ou d'une cyclite. Dans ce cas également, le cristallin perd sa transparence (cataracte vraie ou cataracte calcaire régressive).

Diagnostic différentiel. — Les seules affections que l'on puisse, à un examen superficiel, confondre avec le décollement de la rétine sont :

1° Une variété de rétinite parenchymateuse décrite tout récemment par Manz (1) sous le nom de *rétinite proliférante*. Mais, ainsi que l'auteur le fait observer (p. 233), la marche de l'affection, la forme de la lésion (plis à pic), la disposition des vaisseaux qui ne forment pas de crochets et sont comme enfoncés dans la masse, empêchent de confondre cette maladie avec un décollement rétinien ;

2° Le *décollement du corps vitré* seul, avec accumulation de liquide séreux entre ce corps et la rétine, mais sans décollement concomitant de cette dernière membrane. Knapp (2) le premier a porté sur le vivant un diagnostic de ce genre, vérifié plus tard par la dissection de l'œil énucléé ; il parle simplement de membranes bleuâtres, ondulées et flottantes. Le corps vitré était décollé en entonnoir dans toute son

(1) W. MANZ, *Retinitis proliferans. Arch. f. Ophth.*, XXII, p. 229-235, 1876.
(2) KNAPP, *Arch. f. Ophth.*, LVIII, 1.

étendue, tandis que la rétine et la choroïde étaient restées en place.

Galezowski, dans son *Traité des maladies des yeux* (p. 535) et dans une communication faite sur le même sujet à la Société de biologie (1), assigne à cette affection les caractères suivants :

1° La maladie se développe (comme le décollement rétinien) sur des yeux fortement myopes et qui sont le siége d'une choroïdite atrophique. 2° Elle peut survenir à la suite de l'opération de la cataracte avec issue de l'humeur vitrée (même cause pour le décollement de la rétine). 3° Le début est brusque (comme pour le décollement de la rétine). Mais voici où commencent les différences : 4° Il n'y a rien qui ressemble à une membrane flottante ; tout ce qu'on voit, c'est une tache semi-lunaire, sorte d'arc de cercle grisâtre qui contourne les deux tiers externes de la papille dont il reste distant d'un diamètre papillaire. Ce qui pourrait faire croire au premier abord qu'il s'agit là d'un décollement rétinien, c'est que les vaisseaux, arrivés à la tache semi-lunaire, forment des crochets. Cette apparence flexueuse des vaisseaux rétiniens serait due, pour l'auteur, à un effet de réfraction.

Ainsi la différence entre ces deux lésions, dit l'auteur, est grande; de plus le décollement isolé de l'humeur vitrée est rare, tandis que le décollement de la rétine est beaucoup plus fréquent ;

3° Le *cysticerque du corps vitré*. Le trouble parfois subit de la vue, comme dans le cas cité par Græfe (2), le rétrécissement du champ visuel sur l'une de ses parties, et plus tard

(1) *Bulletins de la Société de biologie*, 1877.

(2) GRÆFE, *Arch. f. Augenheilk.*, II, 1 p. 263.

son obscurcissement total, finalement la présence dans ce milieu d'une vésicule bleuâtre, pourraient en imposer au premier abord pour un décollement de la rétine, avec ou sans troubles floconneux concomitants du corps vitré. Mais l'absence de tous les signes ophthalmoscopiques qui dénotent la présence de la rétine, surtout l'absence de vaisseaux et la possibilité de constater les mouvements de l'entozoaire lorsque l'humeur vitrée reste suffisamment transparente, lèveront tous les doutes.

4° Le *gliome de la rétine*, que nous avons mentionné précédemment, ne saurait être confondu davantage avec le décollement, sauf dans quelques cas exceptionnels de décollement total avec transformation celluleuse des parties, analogues à celui déjà cité précédemment.

Traitement. — L'inefficacité des agents médicamenteux a suggéré de bonne heure l'idée de traiter le décollement de la rétine par des moyens chirurgicaux. Sichel (1) eut le premier l'idée d'évacuer, à l'aide d'une ponction pratiquée à travers la sclérotique, le liquide épanché sous la rétine, mais c'est Kittel (de Vienne) qui a exécuté pour la première fois cette opération sur le vivant. Après lui Græfe (2) a tenté d'établir une communication entre le corps vitré et le liquide sous-rétinien; c'est cette dernière opération qui a prévalu en Allemagne, en Angleterre et en France. Le procédé opératoire a un peu varié au point de vue de l'instrumentation. Ainsi Bowman (3) fait la déchirure au moyen de deux aiguilles à cataracte. Wecker se contentait d'abord de vider le liquide

(1) SICHEL, *Iconographie ophthalmologique.*
(2) GRÆFE, *Arch. f. Ophthalm.*, IX, 2 p. 85.
(3) BOWMANN, *Ophthalmic Hospital's Reports*, 1866, p. 133.

à l'aide d'un trocart-aiguille, puis il a donné la préférence au couteau à cataracte de Græfe. Galezowski s'est servi d'un couteau semblable, mais à double tranchant, et muni d'une cannelure pour faciliter l'écoulement du liquide.

Quel que soit l'instrument employé pour pratiquer la paracentèse de l'œil et de la poche rétinienne, il faut s'éloigner autant que possible de la cornée, de 7 à 11 millimètres au moins, pour éviter de blesser le corps ciliaire, blessure qui ne manquerait pas d'offrir de la gravité.

Quant aux résultats obtenus par cette méthode, ils ont été très-variables et la plupart du temps peu satisfaisants. On a même signalé des cas de suppuration avec perte de l'œil opéré. C'est pour cela sans doute que Walton (1) considère cette opération comme dangereuse et lui préfère un traitement général et local antiphlogistique. Hirschmann a vu dans le service de Pagenstecher quatre opérations de discision du décollement, suivies d'inflammation violente et même, dans un cas, d'irido-cyclite : aussi il condamne cette opération, quoique Pagenstecher ait obtenu une amélioration dans deux autres cas; cet auteur a fait en tout 11 opérations sur 8 malades.

D'après les statistiques de Græfe, sur 50 malades opérés, la moitié seulement eurent une amélioration notable, et cette amélioration ne dura pas plus de quatre mois à un an, les récidives survenant presque toujours avant cette époque. Une seule fois Græfe a vu l'amélioration se maintenir pendant deux années. A ce dernier cas, relativement heureux, de Græfe, on peut en ajouter deux autres. Le premier est celui de Arlt, relaté dans la monographie de Rydel (de Cra-

(1) Walton, *Med. Times and Gazette*, 1866 et 1869.

covie), et dans lequel il n'y avait pas encore de récidive après 14 mois; l'autre, celui de Secondi (1), concernant un paysan de soixante-huit ans, chez lequel il n'y avait pas eu de récidive cinq ans et demi après l'opération. L'auteur italien attribue cet heureux résultat, encore unique, à l'absence d'altérations profondes des membranes et à la simplicité du décollement qui était récent, circonscrit et constitué par une sérosité transparente. Ces cas exceptionnels étant mis à part, Secondi n'a vu, dit-il, sur une cinquantaine de malades opérés par lui, que de simples améliorations qui disparaissaient au bout de peu de semaines.

En thèse générale, cette opération peut être suivie de douleurs et d'irritation de l'œil, mais rarement elle provoque des accidents graves. Ainsi, d'après Græfe, sur 20 cas, près de la moitié, l'opération n'a pas occasionné d'inflammation et n'a pas altéré la vue. Zehender (2) affirme qu'une seule fois sur 50 opérations Græfe aurait perdu un œil, et encore cet insuccès était-il dû à une tumeur sous-rétinienne.

Bowmann n'a pas vu d'accidents graves, et la vision se serait souvent améliorée, soit immédiatement, soit au bout de quelques jours ou de quelques semaines.

Wecker, de son côté, soutient l'innocuité de l'opération, et sur 12 cas il n'aurait eu qu'une seule fois de l'irido-choroïdite suppurative avec hypopyon.

De notre côté, sur six opérations de ce genre, nous n'avons jamais eu d'accidents, sauf de la congestion avec douleurs ciliaires parfois intenses; mais nous en sommes

(1) SECONDI, *Annali di ottalmologia*, di Milano, 1871.
(2) ZEHENDER, *Klin. Monatsblätter*, 1866.

encore à attendre une amélioration durable. Cela suffit à prouver que la paracentèse constitue une méthode très-infidèle, et nous concevons qu'on ait cherché à lui en substituer d'autres, telles que l'iridectomie et le drainage.

L'iridectomie a été proposée et pratiquée, dans les cas de décollement de la rétine, par Galezowski, sans doute dans l'espoir de modifier favorablement la nutrition et les sécrétions de l'œil. L'auteur pense que cette opération est capable d'arrêter les progrès de la maladie, à condition que l'iris soit excisé au voisinage de la partie décollée (*loc. cit.*, p. 277). Poncet se déclare également partisan de cette opération (*loc. cit.*), mais sans apporter aucun fait clinique à l'appui. C'est donc là un point de pratique chirurgicale qui ne nous paraît pas encore résolu, bien que notre expérience personnelle lui soit défavorable.

Le *drainage* de l'œil est une nouveauté sur laquelle son auteur, de Wecker, n'a pas encore formulé une opinion définitive. Malgré cela, comme elle constitue un mode particulier de traitement applicable, d'après son auteur, aussi bien au décollement de la rétine qu'à d'autres affections hydrophthalmiques de l'œil ou même à certains glaucomes, nous en parlerons en détail.

Flarer, de Græfe, et tout récemment Feuer (1), avaient proposé l'emploi d'un séton filiforme (fil de soie) placé dans l'œil pendant quelques jours, en vue d'obtenir la réduction de cet organe dans l'hydrophthalmos. Ces deux premiers auteurs passaient intentionnellement ce fil à travers le corps ciliaire pour y développer une inflammation qu'ils croyaient favorable à leur but. Ce procédé, dou-

(1) PENER, *Wiener Med. Press.*, 1875, p. 25.

loureux et souvent préjudiciable à l'autre œil, à cause de l'ophthalmie sympathique à laquelle il donnait naissance, fut abandonné. Il y a deux ans, Feuer a cherché à le tirer du discrédit dans lequel il était justement tombé, en plaçant le fil en arrière, le plus loin possible du corps ciliaire, et en ne le laissant pas séjourner dans l'œil plus de 5 à 34 heures au maximum. Grâce à cette modification rationnelle du procédé primitif, Feuer est arrivé à supprimer les principaux dangers de la méthode, c'est-à-dire une inflammation trop vive de l'œil opéré et les craintes d'une ophthalmie sympathique de l'autre œil.

De Wecker a pensé de son côté que si l'on remplaçait le fil de soie par un fil d'or très-fin, inoxydable, celui-ci serait mieux supporté, et que l'on obtiendrait ici une déplétion et la détente du globe, en ne provoquant que très-peu ou même pas d'inflammation. Les premières applications du *drainage de l'œil*, ainsi que Wecker appelle cette méthode, furent faites pour des décollements rétiniens; c'est plus tard qu'il eut l'idée d'en étendre l'emploi au glaucome et à l'hydrophthalmie. Son but, dans le décollement de la rétine, est d'établir une filtration du liquide albuminoïde sous-rétinien en dehors de la coque oculaire; mais il avoue lui-même (1) qu'on peut échouer dans un certain nombre de cas, sans qu'on puisse dire pourquoi.

Les règles à suivre dans cette opération ne lui paraissent pas non plus bien arrêtées. Voici en effet ce qu'il dit : « Quoique l'opération ait été déjà actuellement exécutée dans une trentaine de cas, je ne suis encore bien fixé ni sur la largeur qu'il convient de donner au pont que doit com-

(1) MASSELON, *Fragments d'ophthalmologie*, in *Annales d'oculistique*, t. LXXVII, p. 140-151.

prendre le drain, et que l'on fait varier entre 5 et 10 millimètres, ni sur la manière de coapter le drain relativement à la coque oculaire. »

Qu'il nous soit permis d'ajouter à ces remarques les doutes que nous suggère la méthode, tant au point de vue de son efficacité que de sa constante innocuité. Pour ce qui est relatif au premier point, de deux choses l'une : ou bien le fil passe derrière la rétine décollée, et dans ce cas, pour peu qu'il soit tendu, il doit empêcher la rétine de se réaccoler, au lieu de faciliter sa réapplication, et vraiment il nous serait bien difficile de faire suivre exactement au fil la concavité de l'hémisphère postérieur de l'œil ; ou bien le fil passe surtout en plein corps vitré, c'est-à-dire au-devant de la rétine décollée, et alors nous nous demandons comment ce fil, qui diminue continuellement la masse du corps vitré, véritable soutien de la rétine à l'état normal, peut devenir un agent de réaccolement de cette membrane à la choroïde sous-jacente. On nous dira peut-être que, dans ces conditions nouvelles, il s'établit un courant exosmotique de la poche liquide sous-rétinienne vers le corps hyaloïde. Mais les expériences de Rachmann, citées plus haut, prouvent que la rétine, comme toutes les membranes organiques, a bien peu de tendance à laisser transsuder des liquides albumineux comme l'est le liquide de la poche sous-rétinienne. En outre, qui nous garantit qu'un corps étranger métallique, si fin qu'on le suppose, plongé et séjournant dans le corps vitré, ne déterminera pas une irritation avec prolifération cellulaire de ce corps, aboutissant tôt ou tard à la rétraction cicatricielle de ce tissu et devant entraîner comme conséquence une exagération du décollement.

Des faits nombreux, suivis d'une guérison définitive,

pourraient seuls répondre victorieusement aux incertitudes de la méthode en même temps qu'ils serviraient à faire disparaître les doutes légitimes que soulève actuellement la théorie sur laquelle est fondé ce mode de traitement.

Quant au second point, celui de l'innocuité absolue du drainage, en admettant que les choses puissent se passer simplement même après un séjour très-prolongé du drain, il n'en est pas moins vrai que cette règle ne peut avoir rien d'absolu. Pour notre compte, nous nous rappelons entre autres un jeune homme atteint d'un double décollement de la rétine et chez lequel le meilleur œil, le gauche, ayant subi l'opération du drainage, perdit en peu de jours toute fonction visuelle, en même temps qu'il devenait rouge, douloureux, inéclairable et manifestement plus dur que l'œil droit. Le nom de l'opérateur ne permet pas d'objecter que cette opération n'avait pas été exécutée suivant les règles voulues.

Ces réserves faites, nous passons à la description du procédé opératoire de Wecker, telle qu'elle est donnée par son chef de clinique, le docteur Masselon.

« On peut diviser l'opération en trois temps.

1er TEMPS. — *Application du fil.* — L'écarteur ayant été appliqué et l'œil dirigé aussi fortement que possible en haut (car c'est généralement à la partie la plus déclive que le drain est placé), on saisit tout près de la cornée, en bas et en dehors, les tissus conjonctival et sous-conjonctival à l'aide d'une pince à fixation, afin de forcer l'œil à se porter encore davantage en haut et de le maintenir dans cette position. On introduit alors l'aiguille entre les muscles droit inférieur et droit externe, aussi près que possible de l'équateur, en prenant sur l'aiguille à peu près un centimètre de sclérotique. La pointe de l'aiguille étant venue ressortir à travers la conjonctive, que l'on a parfois un peu de peine à percer parce qu'elle se laisse aisément décoller et soulever par l'aiguille, on dépose la pince à fixation, et l'œil se trouve ainsi très-solidement fixé sur l'aiguille elle-même. On saisit alors la pointe de l'aiguille, soit avec les doigts, soit avec le porte-aiguille, et en même temps qu'on attire l'aiguille en dehors, on maintient immobile l'extrémité du double fil d'or; celui-ci demeure ainsi seul dans l'œil, de manière à faire une saillie sensiblement égale à partir des points de ponction et de contre-ponction.

2e TEMPS. — *Entre-croisement du fil.* — On saisit ensuite les extrémités du fil avec précaution, pour éviter toute traction fâcheuse, et on les entre-croise au-devant du pont sclérotical traversé par le fil, de manière à former une anse immédiatement appliquée sur le globe oculaire, mais ne tiraillant pas trop le pont de sclérotique. Cet entre-croisement une fois opéré, on applique latéralement sur le point d'entre-croisement des fils, c'est-à-dire suivant une direction fournie par les points de ponction et de contre-ponction, la petite pince à ressort qui peut ensuite être abandonnée à elle-même. Il est très-important, pour ce temps de l'opération, que l'on n'applique pas la petite pince de façon que les branches soient placées d'avant en arrière, mais bien de côté, de sorte que l'une des branches soit en haut et l'autre en bas, sur le point d'entre-croisement des doubles fils.

3e TEMPS. — *Torsion du fil.* — Il ne reste plus, pour terminer l'opération, qu'à saisir entre les mors de la pince à torsion les extrémités du double fil groupées ensemble, et à les entortiller soigneusement pour former un cordon unique et serré que l'on coupe à 3 ou 4 millimètres de la petite pince à ressort et que l'on recourbe sur lui-même en crochet. La petite pince enlevée, le crochet formé par les extrémités entortillées du fil est renversé le long de l'anneau ainsi constitué, et l'on veille à ce que la partie libre du crochet se trouve bien dissimulée et ne puisse pas, dans les mouvements des paupières ou de l'œil, blesser la conjonctive palpébrale, ce dont on s'assure après avoir enlevé l'écarteur. Pour obtenir une adaptation plus exacte, on finit en exerçant, à l'aide de pinces, une légère traction sur les côtés de l'anneau, près les points d'entrée et de sortie du fil. »

Le point délicat de cette opération consiste dans l'exécution parfaite du dernier temps, car si l'on ne serre pas suffisamment l'anneau, celui-ci a de la tendance à bouger à chaque mouvement des paupières, et cette mobilité n'est pas sans danger pour l'œil. Une constriction trop grande de l'anse aurait au contraire pour inconvénient de la faire saillir trop fortement à l'intérieur de l'œil, en même temps qu'elle tiraillerait d'une façon nuisible la portion de sclérotique et de choroïde embrassée par le fil. Dans ces derniers temps on a cherché à substituer au fil d'argent le cat-gut, auquel on attribue la propriété d'être antiseptique et plus souple, et par cela même moins irritant que le fil de métal.

Nous ne citerons que pour mémoire l'emploi de l'injection iodée dans l'intérieur de la poche rétinienne. Cette idée appartient à Fano, mais ce traitement n'a pas encore fait ses preuves, et pour notre part nous n'essayerons pas de l'appliquer, nous rappelant les mauvais résultats qu'il a donnés à Bonnet (de Lyon) dans le traitement de l'hydrophthalmie.

QUATORZIÈME LEÇON

SOMMAIRE. — Anatomie du nerf optique. — Origine. — Entre-croisement. Rapports. — Structure.

Les nerfs optiques, au nombre de deux, l'un droit et l'autre gauche, naissent chacun par trois racines, dont deux postérieures, blanches, réunies ensemble sous la forme d'une bandelette aplatie, peuvent être suivies jusqu'aux tubercules quadrijumeaux, tandis que la troisième, grise, vient de la substance corticale qui revêt la face interne des couches optiques.

Par suite de leur direction oblique en avant et en dedans, les deux *bandelettes optiques*, droite et gauche, s'entre-croisent en X sur la ligne médiane et constituent ainsi le *chiasma*. C'est en ce point que la racine grise s'ajoute aux deux précédentes et que les nerfs optiques se trouvent définitivement constitués.

A partir du chiasma, les *nerfs optiques* proprement dits divergent jusqu'aux trous optiques qu'ils traversent pour pénétrer dans l'orbite où ils cheminent directement d'arrière en avant, pour se terminer, après un trajet de trois centimètres, à la partie inféro-interne du pôle postérieur de chaque œil. Le nerf subit en ce point une sorte d'étranglement assez prononcé.

La décussation des fibres optiques au niveau du chiasma

est-elle partielle et incomplète, ou bien totale et complète? L'opinion dominante et qui nous paraît la vraie, du moins chez l'homme et chez les animaux qui jouissent comme lui de la vision binoculaire, consiste à admettre l'entre-croisement partiel des nerfs optiques. Des faits pathologiques nombreux d'hémiopie latérale (obscurcissement de toute une moitié droite ou gauche du champ visuel) viennent à l'appui de cette idée, en montrant que les deux moitiés de nom contraire des deux rétines (interne d'un côté et externe de l'autre) se paralysent à la fois. On a conclu de cela que les moitiés temporales des deux rétines possédaient des fibres directes, tandis que les moitiés nasales étaient constituées par des fibres entre-croisées au niveau du chiasma. En détruisant sur des chiens nouveau-nés l'un des noyaux optiques, droit ou gauche, Grosley et Gudden (1) ont constaté l'atrophie complète de l'une des bandelettes optiques avec persistance du chiasma et des deux nerfs optiques, qui toutefois étaient diminués de volume, surtout celui du côté opposé à la lésion. Cela prouverait que chez le chien au moins, les fibres entre-croisées sont plus nombreuses que les fibres directes.

Cependant il existe des cas où, par suite d'une lésion encéphalique unilatérale, on observe, non l'hémiopie, mais de la cécité du côté correspondant à la lésion. Ces faits sont en contradiction avec l'idée d'une décussation, soit partielle, soit totale, et leur interprétation ne laisse pas que d'être embarrassante. D'après Charcot, la seule manière de se rendre compte de ces faits consiste à supposer que, près de l'origine de ces nerfs, dans la protubérance et le bulbe, il

(1) *Archiv. f. Ophth.*, XXII, 3, p. 199-205.

doit exister un deuxième centre d'entre-croisement, sorte de chiasma postérieur dont l'effet est de décroiser celles des fibres qui se sont croisées au niveau du chiasma antérieur.

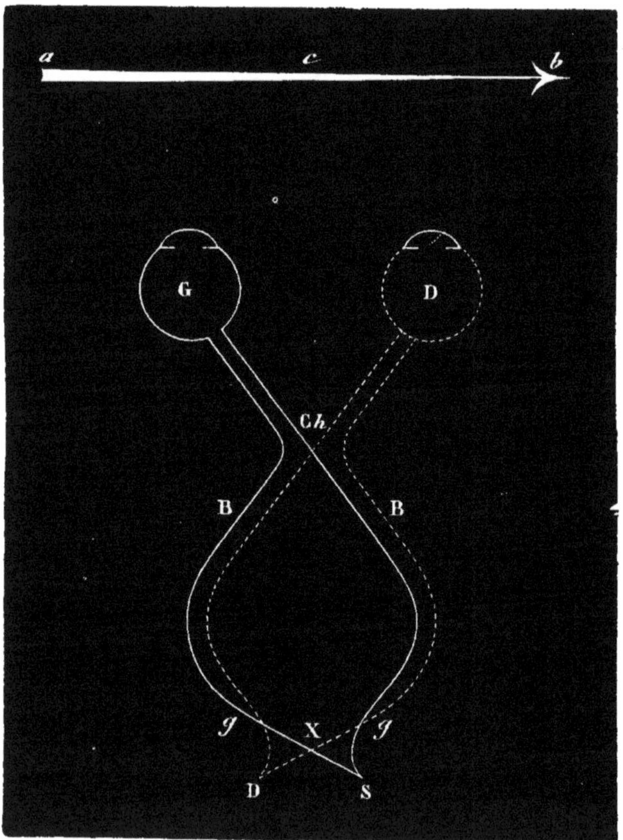

D'après cela, toutes les fois que la lésion encéphalique se trouvera placée au point même d'origine des fibres optiques, autrement dit derrière le chiasma postérieur, on aura de l'amaurose unilatérale du même côté, tandis que si la lésion est située au-devant de l'entre-croisement postérieur, sur un point quelconque de la bandelette optique correspondante, on observera de l'hémiopie, autrement dit de l'hémianesthésie rétinienne bilatérale.

Il est évident que toute lésion située entre le chiasma antérieur et l'œil ne produira de troubles que d'un seul côté, tandis qu'une lésion ou une compression du chiasma amènerait d'ordinaire une amblyopie ou une amaurose doubles.

Rapports. — Dans le crâne, les nerfs optiques sont en rapport avec les couches optiques, avec les pédoncules cérébraux, et enfin, au niveau du chiasma avec le plancher du quatrième ventricule. Que ces parties viennent à être lésées (sclérose, ramollissement, apoplexies, gomme syphilitique, sarcome), et l'on voit apparaître une inflammation ou une atrophie symptomatique du nerf optique. Une méningite de la base, quelle qu'en soit la cause, peut agir dans le même sens. Au niveau du trou optique le nerf est accompagné par le tronc de l'artère ophthalmique placé à son côté inférieur et externe. On conçoit dès lors qu'un anévrysme de l'artère en ce point ou une fracture des bords du trou optique puissent devenir la cause d'une altération du nerf.

Dans l'orbite, le nerf est comme enfoui dans une masse cellulo-graisseuse abondante qui, lorsqu'elle devient le siége d'un phlegmon, peut comprimer le nerf ou l'atrophier, que le nerf participe ou non à la phlegmasie.

Les enveloppes du cerveau affectent avec les nerfs optiques, à partir du chiasma, des rapports qui méritent également d'être notés. Ainsi la pie-mère fournit une première gaîne, *gaîne interne*, qui accompagne le nerf jusqu'à son entrée dans le globe oculaire. Là elle concourt à former en grande partie la lame criblée à travers laquelle se tamisent en quelque sorte les fibres nerveuses pour aller ensuite, après s'être simplement amincies, suivant Henle, ou s'être dépouillées de leur myéline, d'après la plupart des auteurs, constituer les fibres nerveuses de la rétine.

L'arachnoïde fournit un manchon séreux très-court qui ne va pas au delà du sommet de l'orbite.

Enfin la dure-mère, après s'être confondue avec le périoste orbitaire, s'en sépare pour former au nerf une gaîne fibreuse complète (*gaîne externe*) qui l'accompagne jusqu'à la sclérotique avec laquelle elle s'identifie.

Les deux gaînes interne et externe que possède le nerf optique dans son parcours intra-orbitaire sont séparées l'une de l'autre par un espace irrégulièrement cloisonné; des tractus conjonctifs entre-croisés, de fins vaisseaux, qui vont d'une paroi à l'autre, donnent à cet espace un aspect caverneux. Schwalbe, qui a très-bien décrit cet espace, l'appelle *intervaginal* et le considère comme une cavité lymphatique. Cet auteur et Schmidt, ayant pratiqué dans la cavité arachnoïdienne, sur le cadavre, des injections avec un liquide coloré, ont vu le liquide pénétrer, même sous une faible pression, dans l'espace intervaginal, d'où cette conclusion que la névrite optique par stase qui accompagne souvent les lésions de l'encéphale pourrait bien tenir à la compression exercée par le liquide sur le tronc du nerf. Nous reviendrons sur ce sujet à propos de la pathologie.

Structure. — Nous étudierons successivement la gaîne externe, puis la gaîne interne et ses dépendances, et enfin le tissu propre du nerf.

La *gaîne externe*, essentiellement fibreuse, est formée de faisceaux de tissu conjonctif ondulés et entrelacés de nombreuses fibres élastiques. Les noyaux et les cellules qu'on y rencontre ne lui appartiennent pas en propre, ils dépendent de la membrane adventice des vaisseaux qui la pénètrent (1). D'après Sappey (2), Henle (3) et Merckel (4), ces vaisseaux forment un réseau à larges mailles et sont accompagnés d'un plexus nerveux très-délié provenant des filets ciliaires du ganglion ophthalmique. Schwalbe (5), au contraire, nie l'existence de tout filet nerveux, aussi bien à la surface qu'à l'intérieur du nerf optique, de même que le long de l'artère et de la veine centrale de la rétine. Mais C. Krause (6), en traitant le nerf optique par une solution d'acide acétique à 3 pour 100, a pu se convaincre de l'existence de ce plexus dont les mailles, de plus en plus fines, peuvent être suivies sur l'artère et la veine centrale de la rétine et sur leurs principales branches.

La *gaîne interne* ou névrilématique adhère intimement au tissu du nerf auquel elle envoie de nombreuses cloisons interfasciculaires, d'où l'aspect caractéristique de moelle de jonc que présentent les coupes transversales de ce nerf. De la face externe de cette gaîne partent une foule de filaments entre-croisés qui la relient à la gaîne externe, mais d'une façon assez lâche pour permettre le glissement du nerf dans sa gaîne sclérale. Ces filaments, examinés à un fort grossissement, surtout après avoir été colorés par le carmin ou la purpurine, se trouvent formés par des faisceaux

(1) LEBER, *Arch. f. Ophthalm.*, XIV, 2, p. 169.
(2) SAPPEY, *Journal de l'anatomie et de la physiologie*, t. V, p. 17, 1868.
(3) HENLE, *Nervenlehre*, 1873, p. 359.
(4) MERCKEL, *Græfe und Sæmisch Handbuch*, 1874, t. I, p. 124.
(5) SCHWALBE, *ibid.*, p. 358.
(6) C. KRAUSE, *Arch. f. Ophthalm.*, XXI, 1, p. 296-298.

de tissu conjonctif ondulés et entourés d'une gaîne vitreuse renfermant, d'après Leber (1), de grands noyaux ovales et finement granulés.

Nous avons eu l'occasion d'étudier nous-même les faisceaux qui relient les deux gaînes du nerf optique, et nous les avons trouvés constitués par des gaînes vitreuses anastomosées et confondues entre elles, surtout là où les faisceaux conjonctifs s'entre-croisent. Ces faisceaux possèdent non de simples noyaux, mais des cellules plates à très-grands noyaux, analogues aux cellules endothéliales. L'élasticité dont jouissent ces faisceaux nous semble devoir être attribuée uniquement à la gaîne vitreuse qui les entoure et que nous considérons comme une membrane élastique. Quant aux nombreuses fibres élastiques entrelacées qui, d'après Donders et Henle, serviraient à relier les divers faisceaux entre eux, nous ne les avons pas observées (2).

Dans un cas de décollement infundibuliforme total de la rétine, simulant à l'examen ophthalmoscopique une tumeur choroïdienne avec soulèvement de la membrane nerveuse, Reich (3) a trouvé le nerf optique augmenté de volume et l'espace intervaginal rempli et oblitéré par suite de la prolifération de l'endothélium. Une prolifération cellulaire semblable s'observait entre la choroïde et la sclérotique au voisinage de la papille. La choroïde était saine ainsi que la gaîne des vaisseaux, très-réduits de volume d'ailleurs. D'après Reich, il s'agissait ici d'un endothélium qui, en effaçant la cavité vaginale et en entravant la circulation de la lymphe,

(1) Leber, *loc. cit.*
(2) Panas, *Bull. de la Soc. de chir.*, 1876 (avec figure).
(3) Reich, *Zur Pathologie des Sehnerven. Arch. f. Ophth.*, XXII, 1, p. 103.

avait produit secondairement le décollement de la rétine. C'est là, croyons-nous, un fait anatomo-pathologique important et que l'on fera bien de ne pas perdre de vue à l'avenir, toutes les fois que l'on examinera au microscope des yeux atteints de décollement de la rétine. Reich a trouvé une hypergénèse non de simples noyaux, mais de cellules comme celles que nous avons décrites nous-même à l'état normal. Plusieurs de ces cellules, dans le cas examiné par le chirurgien de Saint-Pétersbourg et chez un enfant de douze ans, avaient déjà subi l'altération graisseuse régressive. La rétine elle-même, altérée dans ses éléments, offrait dans ses différentes couches, surtout vers les cônes et les bâtonnets, de gros globules colloïdes.

Le *tissu propre* du nerf est constitué : 1° par des faisceaux de fibres nerveuses longitudinales et parallèles ; 2° par des cloisons conjonctives de plus en plus fines (névroglie), qui sont, comme nous l'avons déjà dit, une dépendance de la gaîne interne du nerf. Les *faisceaux nerveux*, plutôt polyédriques que cylindriques, offrent, sous le champ du microscope, un aspect plus foncé que les cloisons conjonctives qui, sur plusieurs points, les séparent incomplétement les uns des autres. Chaque faisceau est composé de fibres nerveuses très-fines pourvues d'une gaîne myélinique et devenant rapidement variqueuses après la mort. On admet généralement que cette gaîne disparaît pour la plupart des fibres au moment de leur pénétration dans l'œil à travers la lame criblée. Henle toutefois pense, comme il a été dit, que la gaîne myélinique, simplement réduite, se continue dans la rétine, et que c'est à l'amincissement des fibres optiques, et non à la disparition de la myéline, qu'est due la transparence de la couche des fibres nerveuses. On sait d'ailleurs que, chez certains animaux et parfois chez l'homme, un certain nombre de ces fibres restent blanches et opaques à l'intérieur de l'œil. Il peut arriver, au contraire, que les fibres optiques deviennent transparentes bien avant la lame criblée; dans ce cas, d'après la remarque de Jæger, le regard peut pénétrer dans le nerf à une profondeur considérable; on peut alors commettre l'erreur de croire à une excavation profonde de la papille (1).

Les *cloisons conjonctives*, ou névroglie, sur des coupes préalablement éclaircies par l'huile de térébenthine, comme le recommande Leber, ont l'aspect d'un réseau très-fin, à mailles transversales, et possédant des rangées de cellules endothéliales plates, munies d'un noyau et pourvues de prolongements qui pénètrent entre les fibres nerveuses.

Les *vaisseaux* du nerf optique méritent une description détaillée, d'autant plus qu'on leur a fait jouer un grand rôle dans la pathologie de l'œil et du cerveau. Nous ne parlerons ici que des vaisseaux sanguins, car les lymphatiques, décrits par Walfring (2), nous semblent mériter de nouvelles recherches avant d'être définitivement admis.

Les vaisseaux sanguins viennent de deux sources, de la gaîne externe et des vaisseaux centraux. Nous étudierons successivement la disposition et l'origine des vaisseaux dans les différentes régions traversées par le nerf.

Dans le crâne, le nerf optique est alimenté par des vaisseaux venant de la pie-mère et du cerveau. Dans l'orbite, jusqu'à une distance de 15 à 20 millimètres de l'œil, les

(1) Wecker et Jæger, *Traité des maladies du fond de l'œil*, p. 54.
(2) Walfring, *Arch. f. Ophth.*, XVIII, 2, p. 10.

rameaux vasculaires viennent des artères ciliaires. Plus loin, les vaisseaux centraux de la rétine pénètrent dans le tissu même du nerf, lui abandonnent un grand nombre de ramuscules qui s'anastomosent, d'une part, avec ceux qui viennent des enveloppes du nerf, et d'autre part, avec des branches récurrentes fournies par un cercle artériel situé autour de la papille, et dans l'épaisseur de la sclérotique. Ce cercle sclérotidien, nommé aussi « cercle artériel de Zinn », du nom de l'auteur qui le décrivit le premier, provient des artères ciliaires courtes et, d'après Leber et H. Muller (1), fournit à la papille des rameaux très-minces. Ainsi la partie terminale du nerf est aussi la plus vasculaire. Ce fait rend bien compte de la couleur rougeâtre de la papille optique à l'état normal. On comprend aussi par là qu'une inflammation localisée à la partie terminale du nerf optique (névrite rétro-bulbaire) puisse suffire pour donner à la papille une coloration rouge intense.

L'assertion de Galezowski (2), d'après lequel la papille recevrait directement des vaisseaux du cerveau, ne saurait être considérée comme exacte au point de vue anatomique. Les déductions que certains cérébroscopistes ont voulu tirer de l'état de la circulation de la papille optique pour juger des lésions correspondantes du cerveau manquent ainsi de base anatomique, de même qu'elles manquent de base clinique. Leber, dont nous partageons complétement l'avis, pense que la fantaisie a joué en tout cela le plus grand rôle.

(1) H. Muller, *Archiv. f. Ophthalm.*, IX, 2, p. 8, 10.
(2) Galezowski, *Gaz. hebd.*, 1865, n° 51.

QUINZIÈME LEÇON

SOMMAIRE. — Pathologie du nerf optique. — Embolie des vaisseaux de la rétine et du nerf optique. — Division. — Symptomatologie. — Marche. — Étiologie. — Anatomie pathologique. — Diagnostic. — Pronostic. — Traitement.

Avant d'aborder l'étude de l'inflammation du nerf optique, nous exposerons les troubles circulatoires dont ce nerf peut être le siége. Cette étude nous permettra de mieux saisir les caractères propres aux névrites optiques, en même temps qu'elle nous conduira à nous occuper de l'embolie de l'artère centrale de la rétine. Cette dernière affection constitue précisément une transition naturelle entre les maladies de la rétine que nous venons d'étudier, et celle du nerf optique; aussi c'est par elle que nous commencerons.

Embolie des vaisseaux de la rétine et du nerf optique.

L'obstruction des artères de la rétine par une embolie peut être totale ou partielle. Dans le premier cas, il s'agit de l'oblitération du tronc même de l'artère; dans le second cas, l'oblitération porte sur une ou plusieurs de ses subdivisions.

Avant de chercher à établir les signes qui caractérisent l'embolie rétinienne, il est bon de rappeler ce que les expériences sur les animaux et les observations sur l'homme nous ont appris au point de vue de la possibilité du rétablissement de la circulation rétinienne. La rétine et le nerf optique reçoivent leur nutrition non-seulement des vaisseaux centraux, mais aussi du cercle de Zinn, émanation des artères ciliaires courtes postérieures, ainsi que d'autres troncules venus directement de ces mêmes artères ciliaires. Il se pourrait, en outre, que les couches les plus externes de la rétine, privées de vaisseaux, reçussent des éléments nutritifs de la choroïde sous-jacente, par simple voie de diffusion, comme cela a lieu pour le cristallin et l'humeur vitrée. Quant à l'établissement d'un courant collatéral entre les vaisseaux de la choroïde et ceux de la rétine vers l'ora serrata, lorsque la circulation de la rétine est interrompue, comme l'ont prétendu Kugel (1) et Rosow (2), rien ne démontre que cela soit exact. Leber (3) pense que chez l'homme l'anastomose des vaisseaux rétiniens et des vaisseaux ciliaires, surtout au niveau du cercle artériel de Zinn, peut seule aider au rétablissement de la circulation; et même cette circulation collatérale ne s'établit qu'à la longue en restant toujours incomplète. Leber en conclut que l'artère centrale doit être considérée comme une endartère dans le sens attribué à ce mot par Conheim (4).

Les choses se passent autrement, d'ailleurs, suivant que le tronc de l'artère centrale ou l'une de ses branches sont oblitérées. Dans le premier cas, la pression intra-oculaire s'oppose à l'entrée d'un faible courant collatéral dans le globe, et les vaisseaux de la rétine restent vides. Dans le

(1) Kugel, *Arch. f. Ophthalm.*, IX, 3, p. 129.
(2) Rosow, *Bull. de l'Acad. des sciences de St-Pétersbourg*, t. XLIX et L, 1861.
(3) Leber, *Græfe's Archiv.*, XVIII, 2, p. 25.
(4) Conheim, *Untersuchungen über die embol. Processe*, Berlin, 1873.

second, c'est-à-dire lorsqu'une branche seulement de l'artère centrale est oblitérée, il survient un ralentissement dans la circulation des veines correspondantes, avec reflux de sang des veines voisines. Il en résulte une thrombose avec ou sans taches apoplectiques, dans le territoire de l'artère oblitérée, ainsi que cela a été observé par Sæmisch (1), par Hirschmann (2), par Knapp (3) et par quelques autres. Chez un malade qui s'est présenté tout récemment à nous à l'hôpital Lariboisière, la moitié supéro-externe du champ visuel était seule obscurcie, ce qui correspondait à un trouble circulatoire dans les points diamétralement opposés de la rétine.

Symptomatologie. — Nous décrirons séparément l'embolie de l'artère centrale et l'obstruction de l'une de ses branches, vu la diversité des symptômes dans l'un et l'autre cas.

Sur une trentaine de cas publiés jusqu'ici sous la dénomination d'*embolie totale de l'artère centrale de la rétine*, ce qui frappe, c'est la variété même des divers aspects ophthalmoscopiques décrits par les auteurs, ainsi que la marche différente de la maladie dans des cas réputés identiques. On est dès lors en droit de se demander si toutes les observations données comme telles rentrent réellement dans la classe des embolies. En pareil cas, l'obstacle à la circulation artérielle, l'embolie, siége profondément dans la portion du tronc artériel située derrière la lame criblée et au centre même du nerf optique; il devient dès lors inacces-

(1) Sæmisch, *Klinische Monatsblätter*, IV, p. 32.
(2) Hirschmann, *ibid.*, p. 37.
(3) Knapp, *Archiv. f. Augen und Ohrenheilkunde*, I, p. 29.

sible à nos moyens d'investigation et le diagnostic, fait uniquement par voie d'induction, est loin d'offrir le degré de certitude désirable.

Quelles que soient les incertitudes qui planent encore sur ce sujet, voici quels sont les caractères de l'affection qui nous occupe.

Au début, ce qui frappe l'observateur, c'est l'aspect blanc anémique de la papille qui toutefois conserve sa transparence, contrairement à ce qui a lieu dans le cas d'atrophie du nerf.

Les vaisseaux centraux, en particulier les artères, deviennent filiformes, et il n'est pas rare de voir une ou deux branches, ascendantes ou descendantes, se montrer sous la forme de cordons blancs. Si l'on exerce une pression sur l'œil, non-seulement on ne voit plus apparaître le phénomène du pouls (Knapp), mais, sous l'influence de cette pression, toute circulation collatérale s'arrête entièrement. Dans le cas où l'on verrait, par suite de la pression digitale, le pouls réapparaître, on serait certain que la circulation s'est rétablie, au moins en partie. C'est dans ce cas également que l'on peut voir les veines rétiniennes élargies à leur périphérie et offrant parfois un mouvement ondulatoire fort curieux ; on voit des portions alternativement rétrécies et dilatées de ces vaisseaux. Ce mouvement se fait de la périphérie vers le centre et se rapproche peu de la région du pôle postérieur et de la papille.

Quelques jours après la première manifestation de la maladie, on voit apparaître des signes non équivoques d'un trouble survenu dans la nutrition de la rétine. Un nuage grisâtre recouvre la papille et s'étend jusqu'à la macula, en suivant surtout le trajet des vaisseaux, mais sans jamais atteindre les parties équatoriales qui restent transparentes. La macula, grâce à sa coloration foncée, apparaît souvent alors comme une tache rouge, rappelant une plaque d'apoplexie. Tout porte à penser que le plus souvent il ne s'agit là que d'un simple contraste, dépendant du trouble nuageux grisâtre qui circonscrit la macula. Toujours est-il que cette coloration rouge de sang de la macula n'est pas constante, et qu'elle varie d'aspect avec les progrès de la maladie.

Loring (1) insiste sur les incertitudes qui planent encore au sujet du *diagnostic* des embolies rétiniennes. Magnus (2), de son côté, s'étant occupé des hémorragies du nerf optique et de sa gaîne, pense qu'on peut les confondre avec l'embolie. Enfin Zehender (3) insiste à son tour sur l'insuffisance du signe tiré de la présence de la tache rouge dans la macula.

La *marche* ultérieure de l'affection varie selon les cas. En général, la vision reste abolie en totalité ou en grande partie, et une atrophie progressive et incurable du nerf optique et de la rétine constitue la terminaison habituelle de la maladie. Les vaisseaux, réduits à de simples filaments, se montrent près de la papille comme entourés d'un double liséré blanc, et vers la périphérie de la rétine on ne voit plus que de simples cordons blancs. La papille, devenue tout à fait blanche, s'excave de plus en plus, en même temps que le voile grisâtre qui l'entoure disparaît. La macula, au contraire, conserve encore pendant longtemps une coloration jaunâtre et un aspect nuageux, parfois sous la forme

(1) LORING, *Amer. journ. of Med. sciences*, avril 1874.
(2) MAGNUS, Leipzig, 1874.
(3) ZEHENDER, *Klinische Monatsblätter f. Augenheilkunde*, 1875.

d'un pointillé brillant disposé en anneau et qui, d'après Mauthner, serait dû à la présence de cristaux de cholestérine. A une période encore plus avancée de l'atrophie, la macula s'éclaircit, mais en perdant toute trace de vaisseaux rétiniens périphériques.

Dans des cas plus favorables, mais malheureusement exceptionnels, la vision centrale reparaît sans que le champ visuel gagne notablement d'étendue. L'ophthalmoscope nous révèle alors des changements du côté des vaisseaux, dont le calibre augmente principalement vers l'équateur. Le voile grisâtre et les lésions de la macula disparaissent également. Des altérations visibles à l'ophthalmoscope, il ne reste qu'une pâleur uniforme de la papille et l'étroitesse des vaisseaux qui la parcourent.

Le *début* de l'affection se caractérise par l'apparition brusque d'un voile qui couvre soudainement la vue et qui, au bout de quelques instants, met un œil dans un état de cécité absolue. Ce double caractère de la soudaineté de l'attaque et de son siége unilatéral doit toujours faire penser à l'embolie de l'artère centrale. Si la cécité se montre brusquement sur les deux yeux à la fois, comme nous venons d'en observer un exemple à Lariboisière, il faut songer à une lésion centrale (apoplexie de l'encéphale dans la région du centre optique), ou bien à une double névrite optique (névrite rétro-bulbaire de Græfe). Il serait bien difficile, en effet, d'admettre une embolie survenant au même instant dans les deux systèmes des artères carotides droite et gauche, et par suite dans les deux artères ophthalmiques et les deux artères centrales à la fois.

Il n'est pas rare de voir l'embolie de l'artère centrale se

montrer la nuit, pendant le sommeil du malade, qui s'en aperçoit alors à son réveil. Mauthner (1) et Wecker (2) ont publié des faits dans lesquels les malades, avant de perdre la vue d'un œil, avaient été sujets pendant quelque temps à une sorte d'obscurcissement momentané périodique de la vision du même côté. Ainsi, chez le malade de Wecker, il survenait le soir un obscurcissement momentané de l'œil menacé, qui se dissipait quelques instants après pour réapparaître les jours suivants et de la même manière. Chez notre malade, dont il a été parlé précédemment, il y a eu trois de ces attaques prémonitoires dans l'espace d'un mois. La durée de chaque attaque avait été d'un quart d'heure à une demi-heure.

Peut-être, dans les cas de ce genre, ainsi que le pense Mauthner, la forme et le siége de l'embolie se trouvaient être telles qu'au début le courant sanguin, momentanément entravé, finissait par se rétablir, et cela jusqu'au moment où l'obstruction devenait complète et définitive. Quant à ce fait, que l'embolie de la rétine se montre le plus fréquemment pendant la nuit, il s'explique par la position déclive de la tête, qui facilite la progression du caillot.

Lorsque l'embolie de la rétine est *partielle*, c'est-à-dire lorsque l'une des branches collatérales de l'artère se trouve seule oblitérée, les symptômes ophthalmoscopiques et les symptômes fonctionnels diffèrent de ceux que nous venons de décrire. Sæmisch (4) le premier, puis Hirrschmann (5),

(1) MAUTHNER, *Lehrbuch der Ophthalmoscopie*, p. 342.
(2) DE WECKER, *Traité des maladies du fond de l'œil*, p. 150 (note).
(3) MAUTHNER, *Mediz. Jahrb.* V. Stricker 1873, Lif. 2, p. 195-212.
(4) SÆMISCH, *Klinische Monatsblätter*, IV, p. 32.
(5) HIRRSCHMANN, *ibid.*, p. 37.

Knapp (1), Galezowski (2), de Wecker (3), Swanzy et Fitzgerald (4) en ont cité des exemples qui, comparés au chiffre des cas d'embolie totale, sont encore peu nombreux. Nous avons dit précédemment qu'un nouveau cas de ce genre s'était présenté à nous, cette année même, à l'hôpital.

Les signes ophthalmoscopiques sont ceux de l'embolie de l'artère centrale, avec cette différence qu'ici une seule branche, tantôt la supérieure, tantôt l'inférieure, se trouve réduite de volume et transformée en une sorte de cordon blanc. Le trouble nuageux se localise à cette partie de la rétine et la papille ne subit de modification de couleur et de niveau (excavation) que dans la moitié correspondante. Les veines en rapport avec la branche artérielle oblitérée semblent souvent plus pleines et comme remplies d'un infarctus sanguin. De plus, il n'est pas rare d'observer, dans les mêmes points de la rétine, des apoplexies (Knapp) qui tiennent probablement à une rupture des parois veineuses ou plutôt des capillaires qui s'y rendent. Par suite de cet obstacle apporté par l'infarctus à la circulation veineuse, la tension augmente dans les petits vaisseaux, et il en résulte non-seulement une rupture, mais peut-être aussi un phénomène de diapédèse des globules, comme nous l'avons vu à propos des apoplexies qui surviennent dans la rétinite leucémique. Cette explication nous satisfait mieux que la gangrène des parois veineuses admise par Knapp. — Chez notre

(1) KNAPP, *Arch. f. Augen und Ohrenheilk.*, I, p. 136.

(2) GALEZOWSKI, *Traité des maladies des yeux*, p. 663, 664.

(3) DE WECKER, *Traité des maladies du fond de l'œil, etc.*, p. 149 (note).

(4) FITZGERALD, *Embolie de l'une des branches de l'artère centrale de la rétine*, in *Annales d'oculistique*, 1876, t. LXXVI, p. 264.

malade, la macula offrait une coloration rouge de sang, comme dans les cas d'embolie totale.

Steffan (1) et Mauthner (2) voient, dans les cas décrits jusqu'ici comme des embolies partielles, autant d'exemples de périvasculite localisée, et cela en se fondant sur l'aspect de cordons blancs que présentent les vaisseaux. Cette façon d'envisager la chose, soutenable peut-être au point de vue ophthalmoscopique pur, ne peut servir à trancher la question. En effet, tandis que, dans la périvasculite, le trouble visuel est progressif, il survient d'une façon brusque et instantanée dans le cas d'embolie, c'est-à-dire que, dans le diagnostic de l'embolie partielle de la rétine, les troubles fonctionnels jouent un rôle aussi important que les signes tirés de l'examen ophthalmoscopique; c'est à eux qu'il faut s'adresser en cas de doute, en tenant surtout compte de leur mode d'évolution.

Lorsque l'on recherche l'acuïté visuelle et l'étendue du champ visuel chez les individus atteints d'embolie partielle de la rétine, on constate d'ordinaire un obscurcissement limité de ce champ visuel correspondant à la partie devenue malade. Ainsi, parfois la vision centrale est très-peu diminuée, ou même elle est parfaitement intacte lorsqu'il n'existe aucune altération dans la région de la macula. Dans notre cas, ainsi que nous l'avons dit, il y avait un obscurcissement à la partie supérieure et interne.

Étiologie. — Les causes de l'embolie de la rétine sont celles de l'embolie en général; nous devons donc citer en première ligne les affections organiques du cœur, surtout

(1) STEFFAN, *Arch. f. Ophthalm.*, XII, 1, p. 34.
(2) MAUTHNER, *loc. cit.*

l'endocardite, qu'il faudra toujours rechercher; à leur défaut, il peut exister une altération des vaisseaux (endartérite) pouvant produire une coagulation du sang. Cette dernière cause a été admise par Mauthner et quelques autres auteurs, pour expliquer les cas d'embolie de la rétine survenus chez des individus exempts de troubles cardiaques apparents; mais, toute plausible qu'elle paraisse, cette explication nous paraît mériter une démonstration directe, qui fait encore défaut.

Anatomie pathologique. — Nous ne possédons jusqu'ici que trois faits bien nets d'embolie de l'artère centrale de la rétine diagnostiqués pendant la vie et suivis de nécropsie. Il existe un quatrième cas, dû à Schmidt (1), mais complexe, et par cela même moins probant que les précédents.

La première de ces observations appartient à Græfe (2) et la pièce anatomique qui s'y rapporte a été recueillie et examinée par Schweigger (3) plusieurs mois après. La dissection montra un embolus arrêté dans l'artère centrale, dont il obstruait complétement la lumière à quelque distance de la lame criblée.

La seconde est celle d'une malade de M. Raynaud, examinée par A. Sichel (4), qui eut plus tard l'occasion de faire l'examen histologique de la pièce. Chez cette malade il y eut une première attaque de cécité subite de l'œil gauche s'accompagnant d'hémorrhagies rétiniennes éparses, dont une, plus large que les autres, occupait la macula. La vue revint

(1) H. Schmidt, *Arch. f. Ophth.*, XX, 2, p. 285-307.
(2) Græfe, *Arch. f. Ophth.*, V., 1, p. 29, 1849.
(3) Schweigger, *Vorlesungen über des Gebrauch des Augenspiegel*, 1864, p. 140.
(4) A. Sichel, *Archives de physiologie*, Paris, 1870.

dans les parties excentriques du champ visuel, puis dans les parties centrales, au point que la malade parvint à déchiffrer le n° 17 de l'échelle de Jæger. Cinq mois plus tard, la vue baisse de nouveau, et à l'ophthalmoscope l'artère centrale et ses branches se montrent par points vides de sang. Il existe une plaque blanchâtre à la place de l'ancienne tache hémorrhagique de la macula et une infiltration considérable de la rétine. La malade succombe dix mois plus tard avec des symptômes cérébraux dépendant vraisemblablement, ainsi que les lésions rétiniennes, de l'insuffisance mitrale dont elle était atteinte. L'œil et le nerf optique malades ne furent examinés qu'après cinq mois de macération dans le liquide de Müller. Voici ce qu'a révélé cet examen :

Un vaste caillot siége dans l'artère centrale à 3 millimètres de l'extrémité scléroticale du nerf. Il a 5 millimètres de longueur et adhère complétement aux parois de l'artère qui présente en ce point une dilatation manifeste. La veine est oblitérée au même endroit, à en juger du moins par l'absence de toute trace de ce dernier vaisseau. Il existe dans le caillot deux parties distinctes, l'une centrale et l'autre périphérique. La presque totalité de la masse est constituée par des amas de granulations arrondies.

L'observation de Schmidt concerne un homme de cinquante-huit ans, atteint d'une affection de la moelle, d'une dilatation du cœur et d'une dégénérescence athéromateuse des artères, qui fut pris subitement d'une cécité absolue d'un côté. L'examen ophthalmoscopique, fait le jour même, révéla les signes bien connus de l'embolie. Ce qui est moins caractéristique, c'est le chémosis, l'exophthalmos, l'irido-choroïdite survenus le lendemain et qui ont rendu l'œil inéclairable vers le huitième jour. Un mois après, l'œil s'étant éclairci, on constatait l'atrophie de la papille et des plaques d'atrophie choroïdienne. A l'autopsie, on trouva l'artère centrale oblitérée par un caillot à son entrée dans la gaîne du nerf. Les petits vaisseaux périphériques étaient restés perméables et entouraient le tronc principal oblitéré.

Le quatrième et dernier fait est dû à Gowers (1); il offre beaucoup d'intérêt, parce qu'il y avait eu simultanément une embolie de l'artère centrale et de l'artère sylvienne, contrairement aux autres faits publiés et dans lesquels il y avait eu une embolie cérébrale après l'embolie de la rétine. Il s'agissait d'un homme robuste, âgé de 30 ans, atteint d'une affection organique du cœur et qui fut frappé d'apoplexie dans la rue avec perte de connaissance momentanée. Il fut apporté à l'hôpital dans le service de Jenner, où l'on constata ce qui suit : paralysie complète du bras et de la jambe du côté droit. Urine non albumineuse, vision de l'œil gauche abolie. Aphasie plus ou moins complète. L'ophthalmoscope révèle une embolie du côté gauche et l'absence de lésion du côté droit. Ultérieurement le malade présente des vomissements, de la toux, des palpitations avec des irrégularités des battements cardiaques et un souffle systolique à la pointe, puis de l'œdème des membres inférieurs, des urines sanguinolentes, un gonflement du bras gauche avec taches hémorrhagiques et des épistaxis. La mort survint deux mois après.

A l'autopsie, on trouva un léger épanchement sous-arach-

(1) Gowers (H. R.), *The Lancet*, 1875, 7 déc., et *Ann. d'ocul.*, 1876, t. LXXVI, p. 180.

noïdien, un noyau de ramollissement à la surface de l'hémisphère gauche, à la partie postérieure du lobe pariétal. Le corps strié gauche était moins gros que le droit, surtout en arrière, la membrane ventriculaire était opaque et fortement vascularisée. Il n'y a pas de ramollissement jaune vers la jonction avec la couche optique qui est intacte. Par contre, le ramollissement se prolonge sur la scissure de Sylvius. Les circonvolutions de l'insula sont détruites, et même la circonvolution frontale est un peu altérée vers sa partie inférieure. L'artère sylvienne droite est saine, mais la gauche présente un caillot compacte et incolore, long au moins d'un centimètre, adhérent aux parois artérielles à son extrémité périphérique. Les artères cérébrales antérieures et les communicantes antérieures étaient vides. L'artère centrale, dans le nerf optique, présentait çà et là des dilatations, mais elle était généralement rétrécie dans son calibre, au point de ne plus former qu'une simple ligne en certains points, immédiatement en arrière de sa division. Sur la papille, l'artère était plus large, mais dans la papille même, les principales divisions étaient réduites à des dimensions extrêmement minimes. Le microscope montre encore çà et là, principalement dans le tronc du nerf et dans la papille, de petites masses granulaires. Les plus volumineuses se trouvaient, dans le tronc principal de l'artère, à trois ou quatre millimètres en arrière de la lamina cribrosa, formant là un caillot microscopique allongé, mais qui semblait ne pas remplir complétement le calibre du vaisseau, sans doute par suite du retrait qu'il avait subi pendant la macération dans l'acide chromique. Un peu en avant de ce caillot se trouvait encore une petite masse sphérique. Immédiatement en arrière le vaisseau est réduit à un calibre très-petit, à peine perceptible; toutefois il contient encore çà et là quelques amas granulaires. Plus en arrière encore, il présente une dilatation, puis un rétrécissement. Les veines de la papille ont subi une réduction de calibre, tout en restant beaucoup plus volumineuses que les artères. Il n'y a plus apparence de capillaires dans la papille ni dans la lame criblée. La rétine, au pourtour de la papille, à la distance d'un diamètre papillaire environ, est parcourue par de nombreux capillaires plus ou moins dilatés; leur direction est oblique ou perpendiculaire à la couche des fibres nerveuses; ils semblent provenir de la choroïde, sans que toutefois on puisse les poursuivre au delà des couches granulaires de la rétine. Les noyaux, dans le nerf optique, ne sont guère plus nombreux qu'à l'état normal; mais les fibres nerveuses ont subi un commencement de dégénérescence; on trouve parmi elles un certain nombre de globules de myéline. Ajoutons à ces détails que, pendant la vie, l'aspect louche de la rétine étant aussi marqué autour de la papille que dans la région de la macula, celle-ci n'offrait pas la tache rouge que l'on a considérée comme pathognomonique. L'examen du cœur montrait un épaississement et des rugosités de la valvule mitrale, avec des concrétions calcaires sur la face auriculaire de cette valvule. Il y avait des caillots anciens dans les auricules et à la pointe du ventricule droit. Les poumons, les reins et la rate étaient le siége d'infarctus.

Diagnostic. — En outre des signes précédemment indiqués, une affection cardiaque, lorsqu'elle existe, confirme toujours le diagnostic d'embolie rétinienne; aussi faut-il la rechercher avec le plus grand soin. En l'absence de tout signe de maladie du cœur, la marche des accidents oculaires servira de guide et empêchera de confondre l'affection qui nous occupe avec une névrite ou une atrophie simple du nerf optique.

L'embolie est à peu près la seule affection qui puisse déterminer d'un seul côté une cécité instantanée et définitive, suivie de légers troubles passagers de la membrane nerveuse et d'une atrophie rapide de la papille. L'amincissement excessif des vaisseaux centraux, allant parfois jusqu'à la disparition de certains d'entre eux, qui se montre presque au début de l'attaque, sert à différentier nettement l'atrophie de la papille par embolie de l'atrophie consécutive à d'autres lésions. Dans ce dernier cas, en effet, ce n'est qu'au bout d'un temps fort long, de plusieurs années même, que cette dimiuution des vaisseaux centraux peut se montrer.

Pronostic. — L'affection se termine le plus souvent par une amaurose incurable; de plus, on peut craindre de voir survenir dans le cerveau des accidents du même ordre. Ainsi, dans les observations de Landsberg (1) et Galezowski (2), peu de temps après l'embolie rétinienne il survint une attaque d'hémiplégie complète, avec ou sans aphasie concomitante.

Les embolies partielles offrent généralement un pronostic plus favorable.

Traitement. — Aucun des traitements essayés jusqu'ici n'a

(1) LANDSBERG, *Arch. f. Ophth.*, XV, 1, p. 214.

(2) GALEZOWSKI, *loc. cit.*, p. 665. (*Observation relative à un jeune malade du service de Charcot.*)

(3) QUAGLINO, *Deux observations d'amaurose soudaine par embolie*, in *Annales d'oculistique*, t. LXVI, p. 159, 1866.

pu enrayer les progrès du mal ; nous ne citerons que pour mémoire la paracentèse de l'œil combinée à l'iridectomie, opérations tentées dans un cas par Quaglino avec un succès relatif. La seule chose qui puisse consoler le malade, c'est l'assurance que l'autre œil échappe à cette redoutable affection.

SEIZIÈME LEÇON

SOMMAIRE. — Inflammation du nerf optique. — Névrite optique et névro-rétinite. — Pathogénie. — Formes de la maladie. — Névrite optique. — Névro-rétinite ou périnévrite optique. — Troubles fonctionnels.

Il n'y a pas de sujet d'ophthalmologie qui ait plus attiré l'attention des spécialistes et des médecins que l'inflammation du nerf optique, et cependant bien des points sont encore à l'étude et méritent de nouvelles recherches. Un fait digne de remarque, c'est que très-rarement, pour ne pas dire jamais, le nerf optique ne devient le siége d'un trouble vasculaire et nutritif sans que les parties voisines, encéphale et méninges, parties molles de l'orbite ou rétine, ne soient, l'une ou l'autre, primitivement atteintes. On peut donc dire, d'une façon générale, que toute névrite optique est consécutive à une autre lésion dont elle dépend et qu'il s'agit de découvrir. De toutes ces lésions, celles de l'encéphale tiennent incontestablement la première place et c'est à Græfe (1) que revient le mérite d'avoir signalé le premier cette relation.

Certaines lésions traumatiques, inflammatoires ou nutritives (tumeurs) de l'orbite, peuvent aussi donner naissance à la névrite optique; mais le cas est déjà beaucoup plus rare.

(1) GRÆFE, *Archiv. f. Ophthalm.*, VII, 2, p. 58, 1860.

Quelques-unes des variétés de rétinites que nous avons étudiées, en particulier les rétinites albuminurique, syphilitique et pigmentaire, peuvent se compliquer d'inflammation et d'atrophie du nerf. Nous renvoyons à la description de ces rétinites pour ce qui a trait à ce dernier groupe de faits.

Enfin, des lésions cardiaques et vasculaires, avec ou sans dyscrasie (altération du sang en circulation), peuvent également devenir parfois le point de départ d'une maladie du nerf optique et de la rétine.

Une question préjudicielle, dont la solution offre pour nous beaucoup d'intérêt, c'est celle de savoir si tous les cas publiés jusqu'ici sous la rubrique de névrites optiques et de névro-rétinites rentrent véritablement dans la classe des phlegmasies, et s'il n'y en a pas un certain nombre dans lesquelles il s'agit soit d'une simple hyperhémie, soit d'une congestion passive.

L'anatomie pathologique, qui peut seule nous servir de guide en pareil cas, est malheureusement peu riche de faits. Aussi est-ce principalement en se fondant sur des observations cliniques qu'on a admis, non sans raison, que tantôt il s'agissait d'inflammation et tantôt d'une congestion, au moins au début de la lésion du nerf. La phlegmasie du nerf a été mise hors de doute, surtout par les belles recherches d'Iwanoff, de Leber et de quelques autres auteurs.

Pathogénie. — La relation qui existe entre certaines lésions encéphaliques et l'inflammation ou la congestion du nerf optique étant admise et prouvée par les faits, on a été tout naturellement conduit à se demander comment se produisait cette relation. Pour Græfe (1), par suite de l'augmen-

(1) GRÆFE, *Archiv. f. Ophth.*, VII, 2, p. 58, et XII, 2, p. 144.

tation de tension survenue dans la cavité crânienne, la circulation se ralentit dans le sinus caverneux, puis dans la veine ophthalmique et enfin dans la veine centrale de la rétine. A la suite de ces troubles circulatoires, le nerf optique s'œdématie, se gonfle; mais, bridé par le tissu sclérotical qu'il traverse et qui s'oppose à son extension, il se boursoufle et s'enflamme. D'après cela, la papille seule serait enflammée à l'exclusion du tronc du nerf. Les noms de *papille étranglée*, de *névro-rétinite par étranglement* ou *par stase* veineuse (*stauungs papille*), correspondent à cette conception de Græfe.

On a fait bien des objections à cette théorie. La veine ophthalmique et partant les veines rétiniennes communiquent souvent et à plein canal avec la veine angulaire de la face, et rien n'empêche le sang, gêné dans sa progression vers le sinus caverneux, de refluer dans le système veineux de la face. Si véritablement la diminution de l'espace intracranien était la cause de la névrite, cette dernière devrait s'accentuer de plus en plus à mesure que la tumeur fait des progrès. Au contraire, il y a des cas très-nets dans lesquels on a vu une névro-rétinite très-prononcée rétrograder ou même disparaître complétement alors que la tumeur acquérait son maximum de développement. On peut répondre à cela, il est vrai, que les veines collatérales arrivent probablement à rétablir la circulation. On a fait valoir enfin, comme dernier argument contre la théorie de Græfe, l'inconstance de l'apparition de la névro-rétinite dans le cas de réduction manifeste de l'espace sous-arachnoïdien.

Pénétrés de la valeur de ces objections, Græfe lui-même

et plus tard Galezowski (1), Clifford Albutt (2) et quelques autres se sont rattachés en partie ou en totalité à une autre théorie, celle de la *névrite descendante* ou *par propagation*. On a même été plus loin dans cette voie, puisque nous voyons Galezowski et Clifford Albutt admettre deux modes différents de propagation de la phlegmasie de l'encéphale au nerf : 1° le long des fibres nerveuses elles-mêmes, d'où la névrite optique proprement dite; et 2° (c'est la névrite par stase des Allemands) en suivant les enveloppes, soit externe, soit interne, ce qui produirait une névro-rétinite. Cette dernière seule répondrait à la forme admise par Græfe sous le nom de névrite descendante.

Sans vouloir nier qu'une inflammation intracranienne, une méningite basilaire, puisse se propager ainsi dans le nerf optique, il reste encore à démontrer anatomiquement si cela a lieu souvent et par quelle voie exactement se fait cette propagation. Pour ne parler que des gaînes du nerf, il nous paraît plus que problématique que l'enveloppe fibreuse du nerf, continuation de la dure-mère crânienne et du périoste orbitaire, puisse réellement servir de voie de transmission à la phlegmasie du cerveau et des méninges.

A part cela, comment invoquer cette migration dans les cas de tumeurs ou d'autres lésions occupant une région éloignée des centres et sans aucune communication avec l'origine des nerfs (surface convexe des hémisphères, cervelet, etc.). De plus, l'inconstance de l'apparition d'une névrite dans des cas à peu près identiques, alors même que la lésion occupe

(1) GALEZOWSKI, *De la névrite et périnévrite optique, et de ses rapports avec les affections cérébrales* (*Arch. gén. de méd.*, 1868, t. II, p. 662-685, et 1869, t. I, p. 47-58).

(2) CL. ALBUTT, *On optic neuritis*, in. *Med. Times and Gazette*, 1868.

la base, n'est pas l'un des moindres arguments contre ceux qui acceptent la névrite par propagation pure et simple de la phlegmasie de l'encéphale.

Schwalbe, puis Schmidt (1) et Manz (2), se fondant sur des recherches d'anatomie normale ou d'anatomie pathologique et sur l'expérimentation, ont proposé une explication tout autre que la précédente. Nous avons dit, à propos de l'anatomie du nerf optique (*voy.* p. 202), qu'un liquide injecté dans le crâne pouvait pénétrer dans l'espace intervaginal du nerf. Manz, en injectant dans la cavité arachnoïdienne, chez des lapins, des liquides variés (eau, sang défibriné, glycérine, mercure, solution saturée de bleu de Prusse), constata à l'ophthalmoscope les troubles circulatoires et nutritifs qui caractérisent la névrite optique à son début. La gaîne du nerf optique, disséquée, était infiltrée de liquide. L'auteur pense que l'exagération de la sécrétion de la sérosité arachnoïdienne due à la phlegmasie (méningite), ou bien l'augmentation de pression intracranienne résultant du développement d'une tumeur dans cette cavité peuvent chasser le liquide arachnoïdien dans l'espace sous-vaginal du nerf. De là résulte une compression de ce dernier, et comme conséquence la gêne circulatoire et l'œdème consécutif qui caractérisent à l'ophthalmoscope la névrite optique.

A l'autopsie de plusieurs individus morts d'affections encéphaliques, Manz a pu constater, dans la plupart des cas, une véritable hydropisie de l'espace intervaginal du nerf. Il cite, entre autres, un fait très-intéressant de pachyméningite hémorrhagique dans lequel il trouva, entre les deux

(1) H. Schmidt, *Arch. f. Ophth.*, XV, 2, p. 193.

(2) Manz, *Arch. f. Ophth.*, XVI, 1, p. 265-296, et *Deutsches Arch. f. Klinische Medicin*, t. IX, p. 339, 1872.

gaînes du nerf, un véritable amas de sang. Dans les recherches anatomiques de ce genre, il est indispensable de lier l'extrémité périphérique du nerf avant de le couper, afin d'empêcher le liquide intravaginal de s'écouler par la section.

Ayant eu l'occasion d'étudier la névrite optique d'origine traumatique (fractures du crâne, commotion et contusion du cerveau, blessures de cet organe par armes à feu), nous avons pu communiquer à l'Académie de médecine (1) un travail fondé sur des observations cliniques et des autopsies. Les résultats auxquels nous sommes arrivés confirment pleinement les idées de H. Schmidt et Manz, en montrant que la névrite par traumatisme, de même que la névrite accompagnant une tumeur ou une méningo-encéphalite, peut reconnaître comme cause immédiate une infiltration de sérosité ou de sang dans la gaîne du nerf. Voici du reste les faits principaux que nous avons établis dans ce travail sous forme de proposition :

1° Malgré la présence d'une stase papillaire symptomatique d'une lésion traumatique du cerveau, l'acuïté visuelle peut rester intacte; d'où la nécessité d'examiner indistinctement à l'ophthalmoscope tout individu blessé à la tête, qu'il se plaigne ou non de troubles de la vue.

2° Cette stase ne peut, par elle-même, nous faire connaître rien de précis sur la nature ni sur la gravité de la lésion encéphalique. Son absence n'indique pas non plus que la lésion des centres offrira moins de gravité.

(1) PANAS, *Contribution à l'étude des troubles circulatoires visibles à l'ophthalmoscope dans les lésions traumatiques du cerveau*, Académie de médecine, séance du 22 février 1876, et *Rapport de M. Giraud-Teulon*, séance du 21 mars 1876.

3° La seule conclusion à tirer de la présence de ce signe, c'est que du liquide s'est anormalement épanché dans les méninges ou, ce qui revient au même, que la pression intra-cranienne est accrue. Dans les deux cas, la gaîne du nerf peut être envahie par l'épanchement.

4° Si l'on se demande pourquoi, dans certains cas, l'acuïté visuelle ne souffre que peu ou point de cette stase, on peut répondre qu'une certaine compression du nerf peut être suffisante pour gêner la circulation en retour du nerf, sans l'être assez pour en altérer la conductibilité.

Dans une thèse toute récente, H. Parinaud (1), se plaçant au point de vue médical, est arrivé à des conclusions identiques aux nôtres, sauf en ce point que pour lui la gêne dans la circulation du nerf serait consécutive à l'œdème papillaire qui lui-même tient à la stase de la lymphe, aussi bien dans l'espace intervaginal de Schwalbe que dans le tissu du nerf. Voici d'ailleurs quelles sont les conclusions de ce travail :

« La névrite optique, dans la méningite aiguë de l'enfance, a tous les caractères cliniques et anatomiques de la papille étranglée, telle qu'on l'observe dans les différents cas où la pression intracranienne est augmentée.

» Elle n'est pas le résultat des altérations inflammatoires qui peuvent intéresser les nerfs optiques dans leur parcours intracranien, mais de l'hydrocéphalie qui est une complication fréquente de la méningite aiguë et qui accompagne toujours la névrite.

» L'œdème du nerf optique, qui caractérise l'altération improprement désignée sous le nom de névrite, nous paraît

(1) H. Parinaud, *Étude sur la névrite optique dans la méningite aiguë de l'enfance*, Paris, 1877.

être de même nature que l'œdème cérébral qu'on observe dans les mêmes conditions et produit par une gêne de la circulation lymphatique. »

Benedikt (1), frappé, comme d'autres auteurs, de la variabilité et de l'inconstance des troubles circulatoires et nutritifs du nerf optique dans les affections de l'encéphale, a cherché à s'en rendre compte d'une autre façon. Rejetant l'idée d'une névrite par stase ou par migration, il attribue les troubles circulatoires de l'œil à une névrose du grand sympathique, c'est-à-dire à une paralysie vaso-motrice qui peut disparaître ou bien aboutir, tôt ou tard, à des lésions trophiques du nerf optique et de la rétine. Comme Græfe, il fait intervenir, dans la production de ces altérations trophiques, l'étranglement du nerf par l'orifice sclérotidien. Il croit trouver la confirmation de son hypothèse non-seulement dans la variabilité même des phénomènes congestifs qui accompagnent ordinairement les lésions du cerveau, mais aussi dans les résultats heureux fournis par l'électrisation du sympathique. Tout ingénieuses qu'elles soient, ces idées nous paraissent exiger de nouvelles recherches.

Formes de la maladie. — Tous les auteurs, depuis Græfe, admettent que la maladie peut se présenter à l'ophthalmoscope sous deux formes différentes. Tantôt les lésions se bornent à la papille du nerf optique et s'étendent peu au delà : c'est la névrite optique proprement dite. Tantôt elles envahissent en même temps les parties voisines de la rétine, dans ses couches les plus profondes, et l'on a affaire à une névro-rétinite.

On conçoit qu'entre ces deux types il puisse y avoir des

(1) BENEDICKT, *Electrotherapie*, Wien, 1868, p. 253.

intermédiaires, et il ne sera pas toujours facile de dire si l'on a affaire à l'une plutôt qu'à l'autre de ces deux variétés.

Névrite optique. — Au début et dans les formes légères de la maladie, on observe une dilatation des veines devenues tortueuses et un gonflement considérable de la papille. Celle-ci présente en outre une coloration rouge, souvent radiée, et qui est due à la distension des petits vaisseaux propres du disque optique. Les artères n'ayant pas subi d'augmentation de volume notable, paraissent petites en comparaison des veines. Ces dernières apparaissent comme interrompues par places, parce qu'elles sont inégalement recouvertes, sur les divers points de leur étendue, par le tissu gonflé de la papille. Cela simule parfois à s'y méprendre des apoplexies qui d'ailleurs peuvent coexister avec l'état flexueux et variqueux des veines.

Les bords de la papille sont plus ou moins effacés et comme striés de blanc par suite du gonflement des fibres optiques. Ce gonflement, très-prononcé surtout du côté interne, est généralement beaucoup moins apparent dans la demi-circonférence qui correspond à la macula; cela est dû à la moins grande quantité de fibres optiques qui existe de ce côté.

En dehors du disque optique, il existe encore du gonflement dans l'étendue d'un diamètre papillaire au plus. Au delà, à part la dilatation des veines, la rétine se montre saine.

A un degré plus élevé, la gêne de la circulation se manifeste par un gonflement excessif des veines et par une diminution réelle du volume des artères. C'est alors que le pouls artériel se montre soit spontanément, soit lorsqu'on exerce une légère pression sur l'œil. La papille devient très-saillante en même temps que l'aspect blanc strié des fibres nerveuses et les radiations des petits vaisseaux s'accentuent de plus en plus. Pour bien s'en rendre compte, il faut avoir recours à l'examen à l'image droite et à l'examen à l'image renversée. Dans le premier cas, la différence de réfraction suivant que l'on accommode pour le sommet de la papille ou pour le plan de la rétine, et dans le second le déplacement parallactique différent pour les vaisseaux de la papille et pour ceux de la rétine, permettent d'apprécier le degré de gonflement du disque optique.

De nombreuses apoplexies veineuses peuvent se montrer sous la forme de tachés à bouts effilés, caractère qui sert à les distinguer des dilatations vasculaires. Au centre du disque optique, il n'est pas rare d'observer des plaques brillantes qui correspondent à une altération variqueuse prononcée des fibres du nerf optique.

Les parties voisines de la rétine peuvent participer à la lésion. Dans ce cas, les apoplexies envahissent la rétine et le trouble œdémateux finit par suivre le trajet des vaisseaux et même par gagner la région de la macula. Celle-ci peut alors offrir la forme en étoile caractéristique de la rétinite albuminurique; il est important de ne pas oublier ce fait pour éviter des erreurs de diagnostic.

La plegmasie peut remonter du côté du tronc nerveux, et cette névrite ascendante finit tôt ou tard par une atrophie du nerf. La papille, dans ce cas, prend une couleur blanc grisâtre. Ses bords continuent à se montrer nuageux et les vaisseaux tortueux, mais tout cela à un degré moindre que précédemment. Enfin, au bout d'un temps généralement long et qui n'est pas moindre d'un an à dix-huit mois, la papille s'affaisse, s'excave même, pendant que son tissu, privé de vaisseaux propres et devenu tout à fait blanc, simule à s'y méprendre l'atrophie blanche du nerf. C'est à cette période ultime qu'un anneau de choroïdite atrophique entoure la papille.

Ainsi, d'après ce qui précède, la névrite par étranglement ou par stase peut se transformer en névro-rétinite, par suite de l'extension du travail phlegmasique au tissu de la rétine, mais la lésion reste d'abord limitée pendant un certain temps à la papille seule, tandis que dans la véritable névro-rétinite, qui va nous occuper maintenant, l'altération de la rétine apparaît d'emblée.

Névro-rétinite ou périnévrite optique. — Le caractère dominant de cette forme de phlegmasie optique, c'est d'envahir d'emblée, comme nous venons de le dire, une partie notable de la rétine, au lieu de se limiter exactement au tissu de la papille. Cette dernière, par contre, est moins gonflée et ses bords se perdent d'une façon insensible dans les parties voisines de la rétine qui est elle-même tuméfiée. Les veines, généralement moins dilatées, n'offrent pas le contraste si frappant qui existe entre elles et les artères dans la véritable névrite optique par stase. Les plaques blanches par altérations variqueuses des fibres optiques, ainsi que les hémorrhagies lorsqu'elles existent, occupent moins la papille que la rétine, et cela parfois jusque près de l'équateur.

Il y a moins de stase dans les vaisseaux propres du nerf optique, aussi la papille est beaucoup moins injectée; au lieu de la couleur rouge foncé propre à la névrite par stase, on observe une coloration gris rougeâtre. D'ailleurs il s'en faut qu'il soit toujours possible, au lit du malade, de distinguer la névrite pure par étranglement de la névro-rétinite; cela tient surtout à ce que ces deux variétés de névrite optique peuvent souvent coexister, ou bien, ce qui n'est pas très-rare, à la névrite primitivement localisée peuvent s'ajouter tôt ou tard des altérations des couches profondes de la partie voisine de la rétine.

D'après Galezowski, un caractère différentiel important se tire de l'état de la pupille. Celle-ci, généralement très-dilatée dans la névrite, est au contraire plus ou moins petite dans la névro-rétinite (périnévrite de l'auteur).

Troubles fonctionnels des névrites et des névro-rétinites. — Les troubles de la vue sont très-variables, aussi bien au point de vue de leur mode d'évolution que de leur existence même. C'est ainsi qu'avec des lésions ophthalmoscopiques graves en apparence, ces troubles peuvent manquer ou n'être que peu accentués, tandis qu'avec de légers troubles apparents coexiste parfois une cécité complète. Knapp (1), dans des cas de névro-rétinite avec conservation de l'acuïté visuelle, a mesuré l'étendue de la tache aveugle de Mariotte et en a constaté un agrandissement considérable. Mooren (2) a remarqué, de son côté, que dans un certain nombre de cas il existait une lacune centrale du champ visuel qui a pu faire croire à une affection purement cérébrale.

Ces faits, aujourd'hui bien constatés, ne forment pas l'un des moindres arguments contre ceux qui voudraient tirer de l'examen ophthalmoscopique des conclusions trop rigoureuses, au point de vue du diagnostic et du pronostic des lé-

(1) KNAPP, *Transaction of the American Ophthalmological society*, p. 118. York, 1870.

(2) MOOREN, *Ophthalmiatrische Beobachtungen*, vol. in-8°, Berlin, 1867.

sions cérébrales, dont les altérations matérielles du fond de l'œil seraient en quelque sorte l'image. Inversement la conservation à peu près complète de la vue ne prouve nullement que l'affection cérébrale dont il s'agit est sans gravité. Un cas observé par Mauthner (1) et Iwanoff (2) en donne une excellente démonstration. Il s'agit d'un homme de quatre-vingt-sept ans qui, atteint de névrite optique, possédait une acuïté visuelle presque complète à droite et tout à fait complète à gauche. Cet homme mourut subitement. Examinant les yeux au microscope, Iwanoff trouva les papilles hyperémiées et en état d'hyperplasie conjonctive. Il n'y avait ni encéphalite, ni méningite, mais une hydropisie considérable des ventricules, ce qui nous porte à penser que la gaîne du nerf pouvait avoir été elle-même le siége d'une hydropisie, d'où la névrite par étranglement. La cause de tous ces désordres résidait dans la présence d'une tumeur sarcomateuse du volume d'une noix, siégeant dans le pédoncule cérébelleux moyen. (Crus cerebelli ad pontem Varoli.)

Voici un second fait suivi d'autopsie que nous empruntons à Schiess-Gemuseus. La faculté visuelle avait gardé son intégrité jusqu'à la mort. Malgré cela, l'autopsie révéla tous les caractères d'une névrite interstitielle, et à certaines places les signes d'une dégénérescence caséeuse. Le lobe moyen de l'hémisphère droit du cerveau était le siége d'un sarcome.

Nous avons dit précédemment qu'il en est de même pour les lésions traumatiques de l'encéphale.

Le début et la marche des troubles visuels varient du reste

(1) Mauthner, *Lehrbuch der Ophthalmoscopie*, p. 293.

(2) Iwanoff, *Klinische Monatsblätter, f. Augenheilkunde*, 1868.

beaucoup suivant les cas. C'est ainsi que le début peut en être tellement brusque qu'au bout de quelques heures ou de quelques jours la vue se perd entièrement. C'est ce qui s'observe en particulier lorsqu'un sarcome à marche rapide occupe la base du cerveau dans le voisinage du chiasma.

Græfe, pour expliquer certains cas de cécité foudroyante double observés à la suite de troubles généraux plus ou moins graves (embarras gastriques fébriles, angines, fièvres éruptives, mélœna, pertes sanguines abondantes), ou même au milieu d'une santé en apparence parfaite, a eu recours à l'hypothèse ingénieuse, mais non encore démontrée, d'une *névrite rétrobulbaire*, c'est-à-dire d'une névrite localisée à la partie terminale du nerf et sans connexion forcée avec des maladies intracrâniennes graves, comme c'est le cas dans la névrite descendante ou par migration. Nous avons eu récemment l'occasion d'observer un fait de ce genre chez un ouvrier sellier qui le matin, en travaillant, perdit tout à coup la vue des deux yeux. L'examen ophthalmoscopique nous révéla une double névro-rétinite caractérisée au début par la couleur rose, puis rouge foncé des papilles, et plus tard par la présence d'un léger nuage s'étendant sur la rétine à une distance de deux diamètres papillaires environ. Les vaisseaux centraux n'étaient pas plus dilatés que de coutume, et même les artères centrales étaient plus petites qu'à l'état normal. Quinze jours après l'entrée de ce malade à l'hôpital, la vue a commencé à revenir, surtout du côté droit, et aujourd'hui, un mois après le début des accidents, il commence à compter les doigts. Chez ce malade il n'y a eu aucun trouble prémonitoire, il n'y a pas d'antécédents morbides, le cœur et les vaisseaux sont sains; seules les habitudes alcooliques du malade pouvaient être invoquées comme cause probable de l'accident.

Pendant le siége de Paris, nous avons eu l'occasion de soigner au Bureau central un grand nombre de gardes nationaux qui, à la suite de libations copieuses, pendant qu'ils montaient la garde aux bastions, ont vu leur acuïté visuelle s'affaiblir rapidement ou même disparaître tout à coup. C'étaient pour la plupart des ouvriers qui avaient contracté antérieurement des habitudes alcooliques et qui, au début de la guerre, se trouvaient dans un état d'intoxication alcoolique lente. Leur nouveau genre de vie, joint à des froids très-vifs, leur fit consommer de grandes quantités d'alcool; aussi vîmes-nous se développer chez eux des névrites avec amblyopie à marche rapide, et chez certains d'entre eux une cécité foudroyante. Cette cécité nous a paru tenir, comme l'amblyopie, à la propagation d'un état phlegmasique subaigu du cerveau et des méninges jusqu'au nerf optique. Les lésions ophthalmoscopiques, du reste peu prononcées, consistaient surtout en une rougeur intense de la papille avec léger nuage circumpapillaire. Parmi ceux qui ont voulu suivre nos conseils et s'abstenir de boissons alcooliques, beaucoup ont guéri ou tout au moins ont été sensiblement améliorés. D'autres, moins sages, finirent tôt ou tard par l'atrophie du nerf et la perte complète de la vue.

Ce début brusque de la maladie n'est pas une règle générale. Il arrive aussi souvent que les lésions se développent lentement et n'aboutissent à la cécité qu'au bout de plusieurs semaines ou même de plusieurs mois. La vue baisse alors en même temps que se manifestent les signes de l'atrophie de la papille, c'est-à-dire l'affaissement et la décoloration de son tissu et une diminution notable du calibre des vaisseaux. Il ne faudrait pas toutefois chercher une relation rigoureuse entre les troubles fonctionnels et les lésions révélées par l'ophthalmoscope, car il peut exister une acuïté visuelle satisfaisante, dans des cas où l'atrophie de la papille paraît très-avancée, et inversement on peut trouver une cécité à peu près complète, tandis que le nerf paraît peu altéré. En dehors des cas de névrites symptomatiques d'une tumeur cérébrale où la promptitude de la cécité égale sa gravité, on peut dire avec Græfe, d'une façon générale, qu'une inflammation du nerf survenue très-promptement a plus de chances de guérison que lorsqu'elle se manifeste lentement en s'accompagnant d'une diminution progressive de la vue. Toutes choses égales d'ailleurs, la névrite optique paraît moins funeste chez les jeunes sujets que chez les adultes, probablement à cause de la plus grande extensibilité de l'anneau scléral qui rend les effets de l'étranglement moins prompts et moins complets chez les premiers.

La photopsie et la chromopsie sont parfois liées à la période aiguë de la maladie, plus rarement à la forme chronique. Ce sont là, bien entendu, des images purement entoptiques. La photophobie est très-rarement observée.

La névrite et la névro-rétinite dépendent presque toujours d'une lésion du cerveau et des méninges; aussi elle s'accompagne souvent de troubles généraux. On trouve assez souvent des vomissements, des céphalalgies et des névralgies oculaires ou périorbitaires. L'hémiplégie et les paralysies des muscles moteurs de l'œil, en particulier de la troisième paire, indiquent bien qu'il s'agit là d'une lésion cérébrale dont on peut même arriver à préciser le siége exact, comme nous avons pu le faire deux fois cette année dans notre clinique de l'hôpital Lariboisière. Chez le premier malade il s'agissait d'une double névrite par stase, sans aucun signe de paralysie motrice; nous portâmes le diagnostic, vérifié en tous points par l'autopsie, de *tumeur sarcomateuse de la base dans la région du chiasma*. Chez le second, la névrite, déjà parvenue à la période atrophique, s'accompagnait d'une paralysie des deux oculo-moteurs, surtout de celui du côté gauche. Notre diagnostic de tumeur de l'espace interpédonculaire s'est trouvé également exact : à l'autopsie nous avons trouvé le moteur oculaire commun du côté gauche englobé dans la tumeur et atrophié; celui du côté droit était simplement comprimé par le néoplasme qui provenait surtout du pédoncule cérébral gauche et de la partie voisine de la lame interpédonculaire.

DIX-SEPTIÈME LEÇON

SOMMAIRE. — Névrite et névro-rétinite (suite). — Anatomie pathologique. Étiologie. — Pronostic. — Traitement.

Les lésions fondamentales de la névrite optique consistent dans l'œdème de la papille, dans l'altération variqueuse des fibres nerveuses et dans une hyperplasie du tissu conjonctif du nerf et de la partie voisine de la rétine.

Cette hyperplasie, très-peu étendue pour Sæmisch (1), Leber (2) et Iwanoff (3), occupe de préférence la membrane adventice des vaisseaux et les couches postérieures de la rétine, tout autour de la papille, d'où dépend en partie la saillie de celle-ci. Le gonflement du disque optique est également dû à l'altération variqueuse des fibres nerveuses, et c'est aussi à cette dernière altération que l'on doit rapporter les plaques blanches dont la rétine est le siége. Leber insiste particulièrement sur ce fait que les fibres ainsi groupées perdent la propriété de se colorer en noir par l'acide osmique, comme le font les fibres nerveuses saines. Dans certains cas, en outre des lésions précédentes, on trouve des apoplexies et des dépôts de pigment.

La lame criblée met assez longtemps obstacle à l'envahis-

(1) SÆMISCH, *Beitrage zur normalen und path. Anat. des Auges*, Leipzig, 1862.
(2) LEBER, *Arch. f. Ophthalm.*, XIV, 2, p. 333-378.
(3) IWANOFF, *Klin. Monatsbl. f. Augenheilk*, 1868.

sement du nerf optique lui-même par les altérations de nutrition que nous venons d'indiquer. Elle finit toutefois par céder, et dans ce cas on a affaire à une névrite ascendante, caractérisée par la prolifération du tissu conjonctif le long des vaisseaux et de la gaîne interne du nerf, y compris le stroma de celui-ci (périnévrite et névrite interstitielle).

Nous avons déjà parlé de l'hydropisie de la gaîne du nerf et du rôle important qu'elle semble jouer. Parinaud (*loc., cit*, p. 37), dans les autopsies de névrites consécutives à la méningite qu'il a faites, dit avoir toujours retrouvé l'hydropisie de l'espace sous-vaginal. En même temps que cet état œdémateux du nerf, on trouve une accumulation de cellules rondes ou fusiformes le long des cloisons conjonctives du nerf ainsi que dans la membrane adventice des vaisseaux qui est sensiblement épaissie. La gaîne interne et les tractus qui la relient à l'externe offrent une prolifération cellulaire très-prononcée.

Parinaud rapporte le résultat de l'examen histologique de quatre névrites optiques observées par lui. L'examen a été fait au collége de France, dans le laboratoire de Ranvier, par Renaut et Chambard. Après durcissement des nerfs dans l'acide picrique, la gomme et l'alcool, on a pu y pratiquer des coupes qui furent colorées par le carmin et montées dans le baume du Canada. La lésion observée, la même dans les quatre cas, à des degrés différents, consiste dans la multiplication des éléments lymphoïdes qui existent normalement dans les mailles du tissu conjonctif, et qui ne sont pour divers micrographes, pour Ranvier entre autres, que des lacunes lymphatiques. Ces éléments se retrouvent dans le nerf près de son extrémité antérieure, ainsi que dans la papille et dans la partie voisine de la rétine; ils se retrouvent également dans l'espace de Schwalbe, surtout dans le voisinage de la gaine interne.

Hulke (1) (observation XIV) rapporte l'histoire d'un malade atteint d'une névrite par tumeur gommeuse du cerveau. Nous laissons de côté ce qui a trait aux lésions encéphaliques pour arriver à l'examen de la portion intra-orbitaire du nerf. Voici ce qu'en dit l'auteur :

Le segment orbitaire du nerf optique gauche ne présentait aucune altération dans ses trois quarts postérieurs, mais à trois lignes du globe oculaire il allait en augmentant de volume jusqu'à sa pénétration dans la sclérotique. Ce gonflement était dû à des altérations occupant le tronc nerveux et ses enveloppes. Le tissu aréolaire intermédiaire aux deux gaînes du nerf était rempli de cellules lymphoïdes et d'une exsudation qui, traitée par l'acide chromique, se présentait sous la forme d'un coagulum granuleux et de fins filaments de fibrine. On observait les mêmes produits morbides dans le tronc du nerf, dont les cloisons celluleuses étaient infiltrées des mêmes cellules et d'une exsudation granuleuse moins abondante que dans la gaîne. Dans la gaîne et le tronc du nerf, l'origine des cellules anormalement développées pouvait se rapporter nettement à la prolifération du tissu connectif ou à l'une de ses modifications, la névroglie. Les vaisseaux sanguins étaient dilatés.

Ainsi tous ces résultats concordent à peu près et tendent à prouver que la lésion fondamentale du nerf optique consiste sinon dans une phlogose véritable, au moins dans un œdème

(1) J. W. HULKE, *Ophthalmic Hospital Reports.*, t. IV, 2e partie, et *Annale d'oculistique*, 1869, t. LXII, p. 146.

actif tenant aux altérations du tissu nerveux lui-même; celles-ci doivent varier suivant l'époque plus ou moins éloignée du début de la maladie, c'est-à-dire suivant que le nerf a subi ou non des altérations atrophiques et régressives. Dans un cas où il y avait eu névrite double passant à l'atrophie et causée par un myxo-sarcome du cervelet (obs. 63), Leber (1) trouva à la dissection les nerfs optiques normaux, à part le gonflement œdémateux des tuniques. Mais l'examen microscopique permit de constater que les fibres nerveuses étaient entièrement atrophiées et entremêlées d'une grande quantité de globules graisseux. Le tissu interstitiel était en voie de prolifération active (cellules à noyau).

Nous avons tenu à citer cette observation de Leber pour montrer une fois de plus que l'examen histologique devient indispensable pour juger de l'état d'atrophie des éléments nerveux. L'emploi des réactifs, acide osmique, carmin, chlorure d'or, est indispensable pour cette étude; on ne doit pas négliger non plus l'emploi de l'essence de térébenthine ou de girofle pour éclaircir les préparations. Nous avons déjà fait remarquer, d'après Leber, que l'acide osmique pourrait ne pas avoir d'action sur les fibres nerveuses devenues variqueuses (altération gangliforme). Le carmin colore surtout le tissu conjonctif, les cellules endothéliales et les cellules lymphatiques, et très-peu le tissu nerveux propre. Enfin le chlorure d'or teint en violet foncé les éléments nerveux, et colore à peine, ou faiblement en bleu sale, le tissu conjonctif. Voici quel est le mode d'emploi de ce réactif d'après Gerlach et Leber : Des coupes fines du nerf sont placées pendant dix ou douze heures dans une solution aqueuse de

(1) Leber, *Arch. f. Ophthalm.*, XIV, 2, p. 333-378.

chlorure d'or à 1 ou 2 pour 100, avec addition de 3 à 4 gouttes d'acide acétique. On lave ensuite les préparations avec de l'eau faiblement acidulée pour enlever l'excès de chlorure, puis avec de l'alcool pour enlever l'eau. On peut alors les conserver dans la glycérine, le vernis, ou le baume du Canada.

Nous ne dirons rien des taches apoplectiques qu'on peut rencontrer dans la papille et la rétine, sinon qu'elles offrent les mêmes particularités que dans les rétinites apoplectiques.

Étiologie. — Parmi les causes de la névrite optique, nous devons signaler en première ligne les affections inflammatoires et les tumeurs des méninges et du cerveau. Ce sont surtout les méningites basilaires, en particulier celles qui s'accompagnent d'un épanchement de sérosité (hydrocéphalie aiguë, méningite tuberculeuse), qui exposent à la névro-rétinite, aussi cette dernière lésion se montre-t-elle souvent chez les enfants (1). Dans ce cas on peut voir d'autres paires crâniennes envahies simultanément ou consécutivement et souvent d'une façon temporaire. Ce dernier caractère permet de distinguer en partie ces paralysies de celles qui sont dues à des tumeurs.

Les tumeurs de l'encéphale, lors même qu'elles siégent loin des nerfs optiques, donnent souvent lieu à la papille étranglée ou névrite par stase. Nous en avons rencontré bien des exemples chez les adolescents et chez les adultes. Cependant il ne faudrait pas croire que cette névrite soit constamment ou même généralement symptomatique d'une tumeur cérébrale. Pour cela, d'après les faits publiés jusqu'ici et ceux qui nous sont propres, deux conditions surtout paraissent nécessaires :

(1) Bouchut, Parinaud, *loc. cit.* — J. Hock-Œsterreich, *Iarb. f. Pædiatrik*, 1874, p. 122, Wien.

la tumeur doit occuper la base du cerveau et se trouver dans le voisinage du nerf en un point quelconque de son trajet, ou tout au moins il doit exister un épanchement séreux abondant dans les ventricules et l'espace sous-arachnoïdien. La sérosité s'infiltre en pareil cas dans la gaîne du nerf optique.

Annuske (1), dans un travail récent sur ce sujet, donne le relevé de 920 cas de tumeurs cérébrales : dans 240 cas la vue avait été altérée, c'est-à-dire dans le quart des cas environ; dans les autres, ou bien il n'est pas fait mention de l'état de la vision, ou bien il est spécifié qu'elle était conservée. Mais comme la conservation de la vision n'implique pas nécessairement l'absence de troubles dans la circulation du nerf, comme nous l'avons déjà dit, des statistiques de ce genre ne peuvent avoir de valeur que si l'examen ophthalmoscopique a été pratiqué pendant la vie du malade.

Galezowski a pu recueillir cinquante cas, dont treize lui appartiennent, de névro-rétinites par tumeurs cérébrales, avec autopsie. Voici quel était le siége de ces tumeurs :

Hémisphère antérieur du cerveau	12
Glande pituitaire, chiasma et selle turcique	4
Lobe postérieur	7
Cervelet et ses pédoncules	19
Quatrième ventricule et bulbe	2
Couches optiques et ventricules latéraux	6
Total	50

Ainsi les tumeurs situées vers les régions postérieures sont les plus nombreuses.

Voici plusieurs cas que nous donnons comme exemples de névrite par tumeur. Chez un malade offrant pendant la vie

(1) Annuske. *Arch. f. Ophthalm.*, XIX, 3.

tous les signes d'une névrite optique, Hulke (1) trouve à l'autopsie un sarcome prenant naissance à la base du crâne et intéressant le sinus caverneux ; il n'y avait pas trace de méningite ni d'altération du cerveau. Rosenbach (2) cite l'observation d'un batelier de trente ans qui présenta pendant la vie une double névro-rétinite apoplectique se montrant d'abord sur l'œil gauche, plus compromis que l'œil droit. A l'autopsie, il trouva une tumeur gliomateuse occupant le côté gauche du tuber cinereum et se prolongeant dans le ventricule latéral gauche et le ventricule moyen. Il y avait une quantité de sérosité assez considérable pour distendre les ventricules latéraux et le ventricule moyen. Le nerf optique gauche était plus large et plus mou que le droit. Le chiasma et l'infundibulum étaient fortement repoussés en avant. La papille optique et la partie voisine de la rétine étaient gonflées; ce gonflement, pour la rétine, portait principalement sur les couches granuleuses interne et externe. Le tissu de la papille offrait l'aspect d'un tissu spongieux à vacuoles; il était parcouru par une grande quantité de petits vaisseaux formant un réseau très-riche. Par contre la portion rétro-bulbaire du nerf en contenait relativement peu. Le tissu conjonctif de la papille était en voie de prolifération et présentait de nombreux noyaux ronds et angulaires disposés en séries entre les fibres nerveuses qui paraissaient normales.

Schmidt (3) a eu l'occasion de disséquer en même temps une névro-rétinite par tumeur cérébrale ayant tous les caractères ophthalmoscopiques de la rétinite brightique et une

(1) HULKE (J. W.) *Ophthalmic Hosp. Reports*, VI, 2.
(2) ROSENBACH, *Arch. f. Ophthalm.*, XVIII, 1, p. 31-52.
(3) H. SCHMIDT et WEGNER, *Arch. f. Ophthalm.*, XV, 3, p. 253-275.

rétinique brightique vraie; dans ce dernier cas seulement il existait de l'albumine dans les urines. A l'autopsie, dans le premier cas, on trouva un glio-sarcome vasculaire dans le septum lucidum, s'étendant de là dans les deux ventricules latéraux. Les vaisseaux voisins étaient athéromateux. Dans le nerf optique gauche les fibres nerveuses étaient atrophiées, mais il y avait prolifération du tissu connectif intermédiaire; il y avait de même un épaississement de la portion circum-papillaire de la rétine par suite de l'hyperplasie des fibres radiées. Les cellules ganglionnaires étaient atrophiées, et les grains, par places, étaient remplacés par de grosses cellules nucléaires, avec interposition de pigment. Le nerf optique droit n'avait pas subi d'atrophie; dans la rétine du même côté on trouvait, dans la couche externe des noyaux, qui était épaissie, de nombreux corps granulo-graisseux.

Comparant ce cas avec ceux de rétinite albuminurique véritable, l'auteur conclut en disant que l'aspect ophthalmoscopique de la rétinite albuminurique n'est pas caractéristique de cette maladie, comme l'enseignent la plupart des ophthalmologistes.

Nous avons indiqué, à propos de la rétinite albuminurique, les signes ophthalmoscopiques particuliers auxquels on pourrait à peu près sûrement reconnaître cette affection. Dans le cas de Schmidt il y avait, en outre de la tumeur cérébrale, une endocardite à forme verruqueuse. Les reins, il est vrai, ont été trouvés normaux, cependant il est possible qu'il y ait eu auparavant chez cet homme une albuminurie transitoire et intermittente. D'ailleurs, une tumeur cérébrale capable de produire une névrite optique peut engendrer une albuminurie symptomatique concomitante. Aussi nous en sommes encore à nous demander si, dans les cas analogues à celui de Schmidt, on n'a pas eu affaire à une névrite optique liée à une rétinite albuminurique plutôt qu'à une forme spéciale de névrite qui ne ferait que revêtir les caractères ophthalmoscopiques de la précédente.

Nous avons pu récemment observer un cas de ce genre sur un malade que notre collègue M. Ollivier nous avait adressé. Les caractères ophthalmoscopiques très-nets d'une rétinite albuminurique nous ont fait rejeter l'idée d'une névrite optique pure, quoique le malade eût présenté des troubles cérébraux et qu'il nous eût été affirmé par l'interne du service que les urines examinées à maintes reprises n'avaient jamais été trouvées albumineuses. Par la suite, l'examen de l'urine a montré qu'elles renfermaient réellement de l'albumine. Ce fait nous paraît démonstratif, et nous avons cru devoir le signaler ici à l'appui de notre manière de voir.

Norris (1) rapporte le cas, très-intéressant, d'une double névrite optique due à une tumeur du cervelet, chez un homme de 28 ans. Nous laissons de côté ce qui a trait aux troubles cérébraux pour ne parler que des yeux : Le regard est vague, les pupilles sont partiellement dilatées; on constate la parésie des deux muscles droits externes, surtout de celui du côté droit. Les deux papilles sont étranglées. L'acuïté visuelle à gauche est de 1/10; à droite le malade peut compter les doigts à plusieurs pieds.

Le malade s'affaiblit progressivement et mourut trois ans après l'apparition des premiers accidents généraux. L'autopsie, faite 7 heures après la mort, permit de constater ce qui suit :

(1) NORRIS (W. F.), *Transactions of the Amer. Ophth. Society*, 1874, p. 163.

Sinus et veines du diploé gorgés de sang noir, nulle trace de méningite. Le cerveau est sain, mais les ventricules et l'espace sous-arachnoïdien contiennent une grande quantité de sérosité claire. Le cervelet est sain en apparence, mais à la coupe on constate une tumeur d'un gris bleuâtre, s'étendant transversalement d'un lobe à l'autre. Les papilles sont proéminentes, d'un gris blanchâtre, à bords diffus. La gaîne externe du nerf est considérablement distendue, surtout au voisinage du globe de l'œil.

A l'examen histologique, on trouve de nombreuses cellules rondes, finement granuleuses. Quelques-unes, plus grandes, offrent plusieurs noyaux. La substance fondamentale est en partie amorphe et granuleuse, en partie composée de fines fibrilles conjonctives.

Des coupes faites à travers la papille et le nerf préalablement durci montrent les fibres variqueuses et entourées de noyaux ovoïdes aplatis, en grand nombre. On y rencontre de nombreux vaisseaux de nouvelle formation, dont la tunique adventice offre une prolifération des mêmes noyaux. Dans l'espace vaginal, distendu par de la sérosité, les noyaux du tissu conjonctif ont également proliféré.

Cette observation est intéressante comme exemple d'hydropisie de l'espace lymphatique du nerf dans un cas de névrite optique produite à distance. En pareil cas, il n'est nul besoin d'invoquer la théorie d'une névrose du grand sympathique, admise par Benedick à une époque où les travaux de Schwalbe n'avaient pas encore paru.

Comme le fait remarquer Norris, à propos de cette observation, les tumeurs cérébelleuses et celles de la partie postérieure des hémisphères cérébraux semblent s'accompagner plus souvent de papille étranglée que les tumeurs des lobes antérieurs. D'après cet auteur, on pourrait en trouver l'explication dans ce fait que la compression exercée par le cervelet contre le quatrième ventricule intercepte la communication des trois autres ventricules avec l'espace sous-arachnoïdien, ce qui produit une distension de ces ventricules, et dans cet autre fait que la compression des sinus latéraux trouble la circulation veineuse intracranienne et entraîne une exsudation de sérosité. Sans nier qu'il ne puisse y avoir quelque chose de vrai dans l'hypothèse du chirurgien américain, nous ne voyons pas comment cette hypothèse pourrait expliquer la névrite qui accompagne les tumeurs occupant le chiasma et le tubercinereum, avec ou sans prolongement de la tumeur dans le troisième ventricule. Nous avons observé deux cas de ce genre : une tumeur sarcomateuse englobait le chiasma et se prolongeait dans le ventricule moyen. Pendant la vie et après la mort, nous avons constaté tous les signes cliniques et anatomiques d'une double *stauungs papille* des plus prononcées. Les exemples de ce genre ne sont pas rares dans la science. Nous avons cité précédemment celui de Rosenbach ; on pourrait y ajouter ceux d'Arcaleo, de von Græfe, de Galezowski et d'autres.

Les *tumeurs orbitaires*, lorsqu'elles sont volumineuses, assez dures et qu'elles se développent avec rapidité, produisent de l'exophthalmie et souvent aussi une névrite optique. Les plus communes de ces tumeurs sont les cancers, les sarcomes, les kystes ; nous devons y ajouter le phlegmon du tissu cellulaire de l'orbite. Les tumeurs du nerf optique lui-même, assez petites le plus souvent pour ne pas déterminer de protrusion de l'œil, produisent également la névrite. Dans ces cas, les signes de l'affection ne diffèrent pas de ceux que nous avons indiqués précédemment à propos des tumeurs intracraniennes. S'il existe une différence, elle réside dans ce point que la vue se conserve plus longtemps, sauf dans les cas où la tumeur envahit le nerf lui-même. La cécité est alors complète et l'on observe de nombreuses hémorrhagies. D'après nos observations, la phlegmasie orbitaire aurait souvent sur le nerf la même influence fâcheuse, comme cela résulte d'une observation suivie d'autopsie que nous avons communiquée à la Société de chirurgie (1).

Nous avons parlé précédemment des traumatismes du cerveau et du crâne (commotion, compression, fracture), comme pouvant donner lieu à la névrite optique. Nous nous sommes suffisamment étendus sur ce sujet pour ne pas avoir besoin d'y revenir.

Diverses intoxications ont été également invoquées comme cause de névro-rétinite. Nous nous sommes déjà expliqué sur l'alcoolisme. L'empoisonnement par le sulfure (2) et l'oxyde de carbone nous a procuré quelques observations. L'intoxication saturnine paraît être une cause plus fréquente de névro-rétinite. Sœlberg-Wells et Hutchinson (3) ont insisté plus particulièrement sur cette dernière cause. Chez une jeune femme de dix-neuf ans, qui avait manié le plomb sans aucune précaution et qui avait eu des coliques saturnines et une légère paralysie des extenseurs, Hutchinson

(1) Panas, *Névrite optique ascendante avec atrophie du tissu nerveux, consécutive à un phlegmon érysipélateux de l'orbite.* (*Bulletins de la Soc. de chirurgie*, 1873.)

(2) Delpech, *Mémoire sur le sulfure de carbone*, Paris, 1856. — Bousseau, thèse citée, p. 71.

(3) J. Hutchinson, *De l'empoisonnement par le plomb comme cause de névrite optique.* (*Ophth. Hosp. Reports*, t. VI, 1, p. 6-13, avec planche coloriée.)

a observé une double névrite caractérisée par l'obscurcissement de la papille et de nombreuses apoplexies. Les quatre autres observations d'Hutchinson se rapportent toutes à l'atrophie du nerf, aussi nous les passerons sous silence pour arriver à l'observation bien autrement concluante de Norris (*loc. cit.*, p. 166).

Il s'agit d'une jeune femme de vingt-trois ans, empoisonnée par de la céruse appliquée sur la peau comme cosmétique. Elle eut à la suite de la céphalalgie, de l'anorexie, des douleurs d'estomac, des nausées et des vomissements. Lors de son entrée à l'hôpital, on constata le liséré plombique des gencives, et trois jours après elles mourut d'accès épileptiformes.

Dans l'intervalle des paroxysmes convulsifs, Norris put examiner à l'ophthalmoscope l'œil droit et nota une saillie anormale de la papille et des bords confus, mais sans lésion choroïdienne. La papille était blanc bleuâtre et les vaisseaux étaient diminués de volume, c'est-à-dire qu'il y avait déjà de l'atrophie. L'autopsie donna les résultats suivants :

Sinus de la dure-mère gorgés de sang noir, substance cérébrale plutôt anémiée, augmentation sensible du liquide céphalo-rachidien, méninges entièrement saines. La gaîne externe des deux nerfs optiques était distendue et piriforme ou en massue à son extrémité oculaire. La papille était saillante et confuse. Malgré sa coloration gris bleuâtre, elle était parcourue par une grande quantité de vaisseaux capillaires entourés eux-mêmes de nombreux noyaux. Les fibres nerveuses paraissaient peu altérées, et en tous cas elles n'offraient pas de varicosités. Le tissu conjonctif de l'espace vaginal du nerf était manifestement hyperplasié et offrait histologiquement l'aspect que présente à la coupe le nerf optique d'un fœtus, comme si, par suite de l'inflammation hyperplasique, ce nerf était revenu à l'état embryonnaire.

Il va sans dire que si l'intoxication saturnine provoque de l'albuminurie et si cette dernière se complique à son tour de rétinite brightique, il ne faut pas confondre ces cas avec ceux de névrite pure auxquels nous avons fait allusion précédemment et qui en vérité sont rares.

La névrite optique par intoxication mercurielle a été également mentionnée dans un seul cas dû à Hutchinson (*loc. cit.*). Un homme robuste, employé dans une manufacture de calomel, eut du malaise, des douleurs dans les membres, du tremblement, une céphalalgie violente, et finalement une amblyopie à marche rapide qui le rendit aveugle au bout de quinze jours. Trois semaines après sa cécité il entra à l'hôpital où l'on nota ce qui suit :

Pupilles dilatées et immobiles, milieux transparents; papilles saillantes, avec vaisseaux repoussés en avant par un épanchement et présentant des interruptions par places; les bords sont mal définis. — Le malade quitta l'hôpital amélioré quant à l'état général, mais sans que sa vision y eût rien gagné. A ce moment l'exsudation de la papille avait disparu en partie; son tissu se montrait parfaitement blanc (atrophie). Les veines étaient volumineuses, les artères petites; les contours de la papille restaient diffus et comme dentelés.

Parmi les maladies fébriles on a noté le typhus, la diphthérie, la pyohémie, la variole, les fièvres paludéennes, et même le rhumatisme comme pouvant donner lieu à une névro-rétinite. Ces cas sont fort rares, et pour notre part nous n'avons pas eu l'occasion de les observer. En revanche, nous avons vu récemment à Lariboisière un jeune homme de vingt ans, soigné quelques semaines auparavant pour une rougeole, dans le service de M. Jaccoud. Quelques jours avant son départ pour l'asile des convalescents de Vincennes, ce malade s'était plaint d'amblyopie du côté gauche, mais on n'y avait pas fait attention; cette amblyopie persista à Vincennes, et lorsqu'à son retour le malade vint nous voir à la salle Helmholtz, nous avons pu constater une atrophie complète de la papille gauche.

La syphilis a été plus souvent signalée, elle peut agir de deux façons, soit par propagation d'une rétinite (nous en avons déjà parlé à propos de cette variété de rétinite), soit par tumeur gommeuse développée dans le crâne; dans ce dernier cas, les choses se passent comme pour toutes les tumeurs, quelle qu'en soit la nature.

Pronostic. — Envisagé d'une façon générale, le pronostic de la névro-rétinite est grave, en ce sens qu'elle aboutit le plus souvent à l'atrophie du nerf et à une cécité complète et incurable. Seule la névro-rétinite spécifique peut échapper à cette règle; il faut y ajouter certaines névrites par insolation et certaines névrites alcooliques prises à temps.

Ce qui fait surtout le danger de la névro-rétinite, c'est la gravité même des lésions qui lui donnent le plus souvent naissance, telles que tumeurs et abcès du cerveau, méningite tuberculeuse, etc. Aussi croyons-nous, avec la plupart des cliniciens, que l'on arrivera à formuler un pronostic exact, non d'après l'examen ophthalmoscopique, mais par l'étude attentive des causes et des symptômes généraux qui accompagnent les névrites.

Le *traitement* doit varier suivant les cas. Lorsque la névrite est de date récente et qu'il y a nettement de l'inflammation, il faut avoir recours aux déplétions sanguines locales, aux révulsifs, aux altérants et aux purgatifs.

Si la papille est déjà atrophiée, on peut essayer les courants continus, les frictions excitantes, les injections hypodermiques de strychnine et les toniques sous toutes les formes. On doit surtout se demander si un néoplasme n'est pas la cause de la névrite, et, si l'on a lieu de soupçonner la syphilis, il faut recourir à une médication active quaternaire (mercure en friction, iode, fer, huile de foie de morue), car dans ces cas on a affaire à des individus scrofuleux autant que syphilitiques.

Dans les cas rares de névrite causée par l'impaludisme, le sulfate de quinine est indiqué. Pour les autres intoxications, chacune réclamera une thérapeutique particulière.

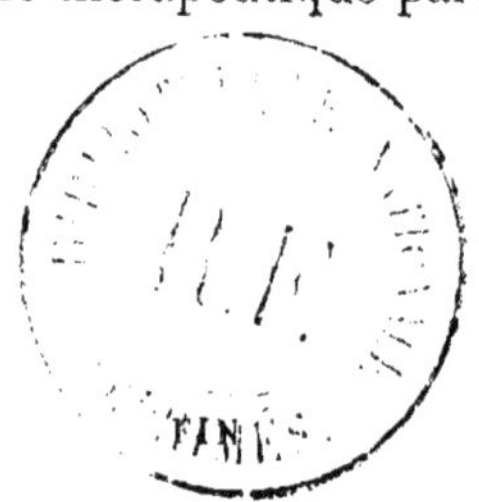

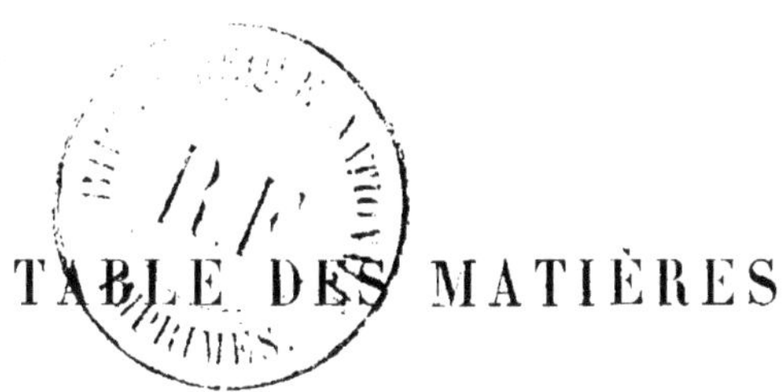

TABLE DES MATIÈRES

FIN DE LA TABLE DES MATIÈRES.

PLANCHE I

Fig. 1. — Fond d'œil normal.

— 2. — Fond d'œil normal avec le fantôme de la macula.

— 8. — Atrophie grise de la papille avec excavation.

— 3. — Rétinite albuminurique.

PLANCHE II

Fig. 7. — Atrophie blanche de la papille.

— 4. — Rétinite pigmentaire.

— 5. — Décollement de la rétine.

— 6. — Papille étranglée ou névrite par compression.

PARIS. — IMPRIMERIE E. MARTINET, RUE MIGNON, 2

PL. I

1 2

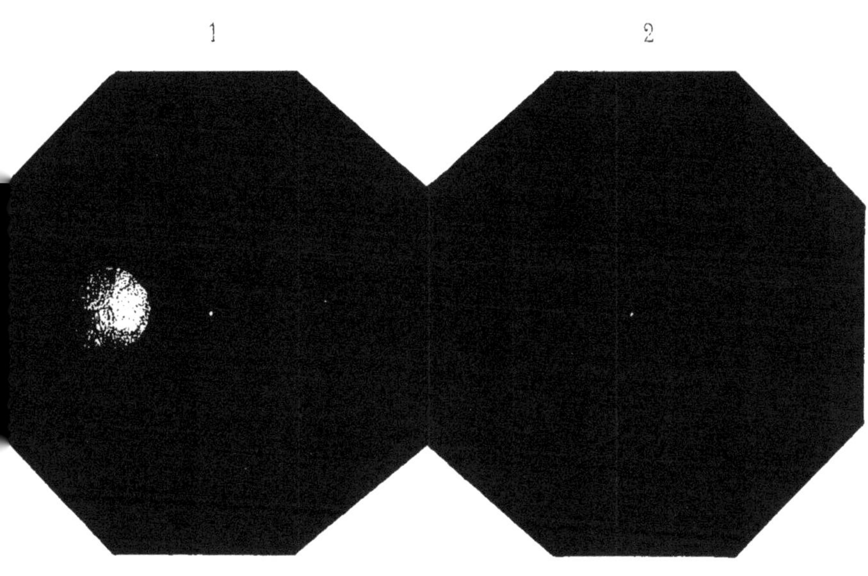

Fond d'œil normal.

Fond d'œil normal avec le fantôme de la macule

6 3

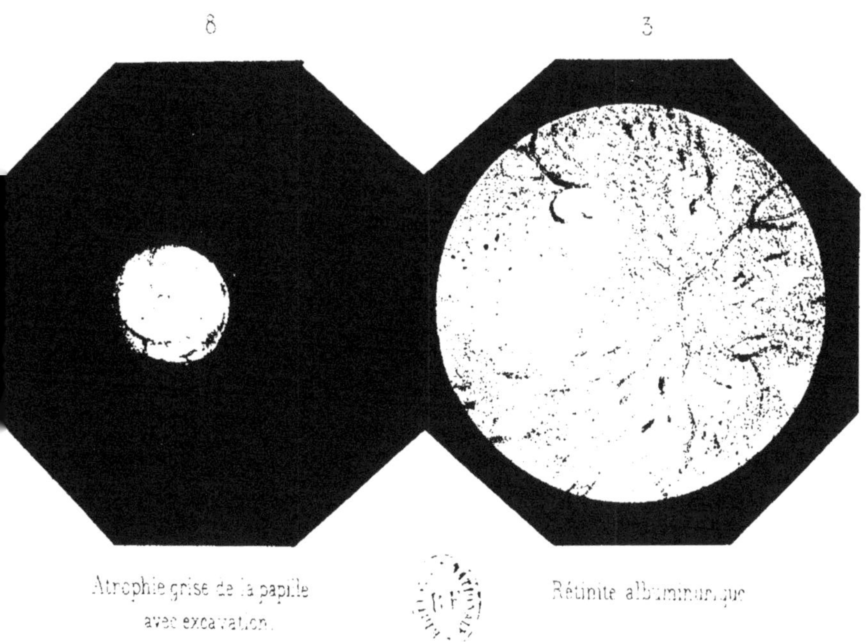

Atrophie grise de la papille avec excavation.

Rétinite albuminurique

V. Adrien Delahaye et Cie Éditeurs

Karmanski lith. Imp. Auguste Bry à Paris

Pl. II.

7

4

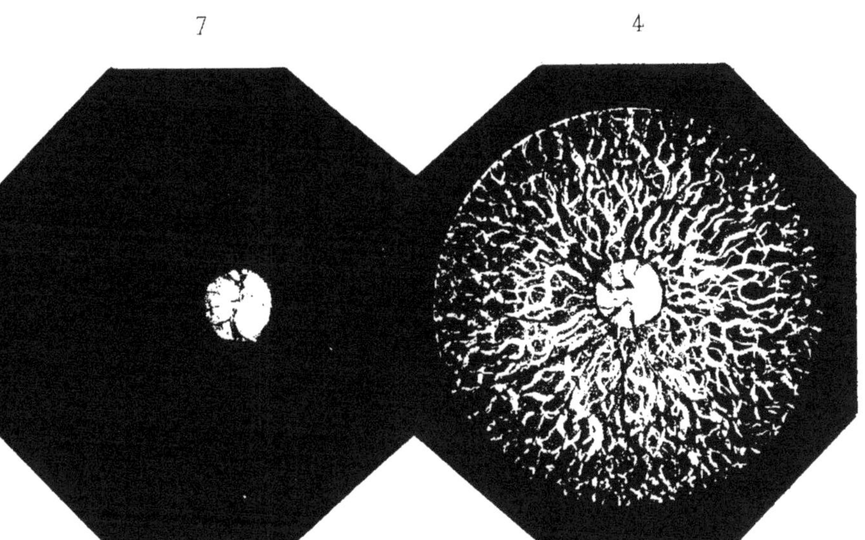

Atrophie blanche de la papille.

Rétinite pigmentaire

5

6

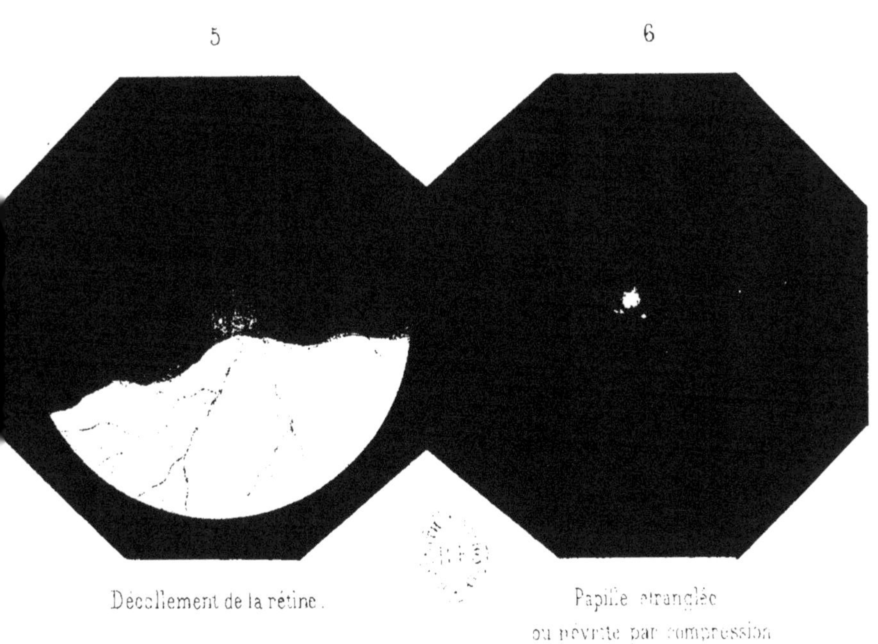

Décollement de la rétine.

Papille étranglée
ou névrite par compression

V. Adrien Delahaye et Cie Éditeurs

A. Karmanski lith.

Imp. Auguste Bry à Paris

www.ingramcontent.com/pod-product-compliance
Ingram Content Group UK Ltd.
Pitfield, Milton Keynes, MK11 3LW, UK
UKHW020545180726
13838UKWH00001B/47

9 782329 369778